임신부 · 수유부의 치과치료와 약물요법

Dental Care & Medication
for Pregnant Woman & Nursing Mothers

조선대학교 치의학전문대학원 겸임교수
중앙약사심의위원회 치의학전문 POOL
김 영 진 지음

대한나래출판사

DaehanNarae Publishing, Inc.

Deokwon Bldg. #202
102-65 Yongdu-dong
Dongdaemun-gu
SEOUL 130-820, KOREA
TEL: +82-2-922-0840
FAX: +82-2-922-0841
E-mail: dhpub@chol.com
Website: www.dhpub.com

Dental Care & Medication for Pregnant Woman & Nursing Mothers
First Edition
by Kim, Young Jin DDS, MSD, PhD.

ISBN 978-89-5741-124-7

Printed in Korea

서문

임신을 한 사실을 알았을 때, 특히 미리 계획했던 임신이 아닌 경우 임신했다는 사실을 깨달았을 때는 이미 태아의 기관형성이 시작된 후인 경우가 많습니다.

그러므로 그 사이에 어떤 치과치료를 받거나 약물을 투여 받은 경험이 있는 임신부의 고민과 불안은 출산 후 신생아의 정상적인 모습을 확인할 때까지 계속됩니다.

최근에는 인터넷이나 각종 서적 등 다양한 정보원을 통해 환자 스스로가 임신이나 수유 시의 주의사항과 피해야 될 약물과 같은 많은 정보에 쉽게 접할 수도 있습니다.

일부 편향된 지식을 접한 환자들은 자신의 치료내역이나 투여 받은 약물에 대해 꼬치꼬치 질문하거나 임상적으로 별 문제가 없는 사소한 오류에도 과민한 반응을 나타내는 경우가 많습니다.

특히 치료 전에 갖고 있던 사람의 생각과 치료 후에 증상의 소실이 일어난 다음 갖는 마음이 다르고 환자 각각의 신체 조건이나 체질 역시 다르므로 임신 중인 환자의 치과진료에는 정상인과 다른 어려움이 있습니다.

사실 임신 중에도 다양한 운동을 즐길 수 있고 성관계도 큰 문제를 일으키지 않듯이 현대의 의사들은 임신 중이라 해도 치과치료나 외과적인 수술이 금기가 아니라는 데 동의합니다. 그러나 인간은 언제나 어떤 불행한 사태를 당했을 때 그 원인이 명료하지 않은 경우에는 어떤 사람이나 사건 탓으로 돌리려는 자기회피 심리가 있다고 합니다.

또 한편으로 관심을 기울여야 될 사항은 임신이 신체적으로 많은 변화를 야기하며 그 변화 자체가 환자 자신을 본인도 모르는 사이에 특이하게 만든다는 사실입니다. 특히 긴장에 대한 반응이 과장되어 나타나기 쉬우므로 치과치료실 내에서는 긴장을 풀도록 환자와 치과의사 모두가 노력해야 할 필요가 있습니다.

이와 같이 임신의 가능성이 있거나 임신 중인 환자를 치료하는 치과의사는 안전조치와 함께 치료 또는 약물요법을 시행할 때 임신부와 태아 또는 신생아에 최소한도의 영향을 미치는 요법을 선택하도록 주의를 기울여야 합니다.

임신을 하게 되면 평소와 다르게 모체와 태아의 건강에 영향을 주는 다양한 정신적 및 생리적 변화들이 일어납니다. 이러한 변화들이 끼치는 영향으로부터 임신 중 또는 수유 중인 모체와 신생아의 효과적인 건강관리를 위해서는 먼저 임신이라는 특수한 신체적 상황에 대해 숙지할 필요가 있습니다.

이 책에서는 임신으로 야기되는 긴장이나 악성구토, 임신중독, 급성 저혈압 등 다양한 임신부작용과 이러한 임신부작용으로 야기되는 구강 내 증상 및 이에 따른 처치방법들을 다루고자 합니다.

또한 임신 중이나 출산 후 수유기의 구강관리 및 반드시 피해야 될 약물과 이들이 태아와 모체에 미치는 영향, 임신부에게 사용가능한 약물요법 등에 대해서 알아보도록 하겠습니다.

이를 통해 임신부 · 수유부에게 보다 안전한 진료를 시행함과 동시에 치과치료를 받은 환자에게 치료내역이나 약물요법에 관한 설명을 하는 과정에도 조금이나마 도움이 되어 드리기를 바라는 마음입니다.

감사합니다.

2008년 여름

저자 **김 영 진** 올림

목차

제 1 장

임신으로 인한 정신적 및 생리적 변화

임신 중에는 정상인과 다른 신체적 및 정신적 변화가 일어나서 각종 기능이 저하되거나 향상되는 양상이 나타난다.

이는 종종 특징적인 증상을 보이기도 하고 적합한 외과적 술식이나 약물요법의 적용에 한계를 보임으로써 증상의 악화를 야기하거나 적절한 치과치료를 어렵게 하기도 한다.

이번 장에서는 임신 중에 나타나는 생리적 변화에 대해 요약하여 고찰해 보고자 한다.

1 스트레스의 증가와 고혈압의 발생

임신으로 인해 나타나는 첫 번째의 신체적 변화는 긴장(스트레스)의 증가이다.

임신은 체내 호르몬 균형에 변화를 야기하며 자궁 속의 태아가 점점 성장함에 따라 모체에서는 심장박출 혈액량과 산소소모량이 증가하고 간 기능과 폐활량 및 신장혈장량은 감소하게 되는데 이에 따라 신사구체 여과치의 저하가 나타나 긴장, 즉 스트레스에 대한 민감성이 높아진다.

이렇게 되면 감염에 대한 저항력이 떨어져서 구강 내 감염이 쉽게 발생되어 각종 치과질환에 걸리기 쉽고 저하된 신장기능으로 인한 요로감염증이나 염분축적에 기인하는 일시적 고혈압이 발생할 가능성이 있다.

이와 같이 임신의 결과로 증가된 긴장은 정서적인 것이든 생리적인 것이든 임신부에게 많은 문제를 야기하는 요인으로 작용한다.

2 자연유산이나 조산의 발생

긴장, 즉 스트레스에 대한 생화학적 반응의 결과로 다량의 부신피질호르몬(스테로이드)과 유도체가 혈류 내로 유리된다.

그리하여 평소에 관절염을 앓던 환자들이 증가된 부신피질 호르몬에 의한 항염증 효과 때문에 임신한 후 관절염 증상이 없어지거나 완화되는 것은 매우 주목할 만한 사실이다. 동시에 증가된 스트레스가 요구하는 다량의 부신피질호르몬은 그 자체가 다른 호르몬대사의 불균형을 일으켜 태아의 성장에 필요한 대사 작용의 결핍을 유도함으로써 유산을 유발시킬 수도 있다.

이와 같은 내인적인 태아조직의 탈락, 즉 뜻하지 않은 유산은 긴장에 의해 이차적 영향으로 야기된 호르몬 대사의 불균형이 출산 때 뇌하수체 전엽에서 분비되는 분만촉진 호르몬의 이상분비를 유도하여 갑자기 자궁을 수축시키기 때문에 일어나는 것이다.

그러나 어떤 종류의 스트레스가 부신피질호르몬의 분비를 촉진시키고 이에 따라 분만촉진제가 유리되어 유산이나 조산의 원인으로 작용하는지는 아직 정확히 규명되지 않았다(이야기 1. 자연유산 이야기 참조).

3 악성구토(입덧)

임신으로 야기되는 두 번째 문제점은 악성구토이며, 임신 3개월 이내에 발생되는 것으로 속칭 입덧이라고 알려져 있다. 이 증상의 원인은 탄수화물의 결핍증과 이에 수반되는 케톤의 과잉형성에 의한 케톤혈증으로써 각각의 임신부마다 심한 정도가 다르게 나타난다. 즉, 에너지원을 태아가 모체와 함께 소모하기 때문에 임신 중에는 간의 당원(글리코겐)의 비축량이 낮아진다.

그리하여 임신부가 저녁식사 후 아침식사를 하기 전까지 모체의 간에 축적되었던 당원은 거의 고갈되며 이로 인해 발생되는 케톤혈증이 오심과 구토를 일으키게 되는 것이다.

심한 당뇨환자에서 나타나는 것과 같은 이러한 케톤혈증은 임신부의 생명을 위험한 상황으로까지 이끌 수도 있다. 스트레스의 증가에 따른 신경적인 요인도 오심이나 구토증상을 악화시키는 데 도움을 주는 인자로 작용한다.

오심 때문에 생긴 식욕상실은 식사량의 저하를 가져오고 탄수화물의 공급이 줄어들면서 케톤혈증은 더욱 심해져서 악성형태로 이행된다.

입덧이 심해서 음식을 잘 먹을 수 없을 때에는 하루 1~1.5L 이상의 물을 마시면서 탈수증상을 예방하고 음식을 조금씩 자주 먹어 공복감을 없애도록 한다. 이러한 음식으로는 신선한 샐러드나 냉면, 동치미 등 시원하고 개운한 음식이 도움을 준다.

임신 초기 3개월까지 음식물의 섭취가 매우 불량하거나 무리하게 다이어트를 하면 무뇌아나 척추결함 또는 신경계에 문제가 있는 아이를 출산할 확률이 높으므로 영양분을 골고루 충분히 섭취할 필요가 있다.

특히 입덧이 심할 경우에 나타나는 케톤혈증을 개선하기 위해서는 탄수화물이 많은 음식을 섭취하거나 포도당 정맥주사를 맞아야 한다. 이러한 입덧은 임신 4주경부터 나타나기 시작하여 임신 7주까지 모든 임신부의 70~80%가 겪게 되지만 10~12주에는 대개 소실된다.

만일 입덧이 심한 임신부가 치과치료를 받고자 할 때는 병원에 오기 전에 당분이 많은 음료나 식사, 포도당 정맥주사 등으로 오심과 구토증상을 호전시키도록 지도해야 한다.

4 기타 생리적 변화

안면피부의 색소침착

임신 초기부터 관찰되다가 서서히 진해지는 임신 주근깨라 불리는 작은 반점 양상의 색소침착이 일어나지만 출산 후에는 대부분 자연 소실된다.

부종 경향

임신 시 피하조직은 부종경향을 보인다. 특히 구강내 피하조직인 점막 하결체 조직에 부종으로 인한 이상을 일으켜 구강점막의 과민성 반응을 유발한다.

과민해진 구강 내 점막에 감염이 일어나거나 물리적 또는 화학적 자극을 받으면 쉽사리 임신성 치은염이 발생되고 이것을 방치하면 보통 사람보다 더욱 빨리 급성치주염으로 진행되어 잇몸이 붓고 치아가 흔들리게 된다.

혈액의 변화

모체의 전체 혈액량은 임신 초기부터 태반의 정상적인 혈행을 유지하기 위해 증가하게 되는데 그 양은 임신 34주에 최고가 된다.

분만 후 4~6주가 되면 임신이전의 혈액량으로 돌아간다. 임신 중에 증가된 혈액의 특징적인 소견은 혈장성분이 많은 수혈증의 상태(혈장>적혈구)라는 것이다.

임신 말기는 적혈구 수, 헤모글로빈 수치, 헤마토크리트 수치가 저하된다. 이와 함께 적혈구와 산성도, 백혈구 수는 증가하게 되는데 태아에 대한 철 공급으로 철의 수요가 증가하고 그 결과 임신부는 철 결핍상태가 되기 쉽다.

임신 6개월경부터 피브리노겐량, 혈소판, 응고인자(Ⅱ, Ⅶ, Ⅷ, Ⅸ, Ⅹ인자)가 서서히 증가하고 혈액응고능은 항진한다. 따라서 혈액 용해계는 억제상태가 된다. 그러므로 임신을 경도의 DIC(파종성 혈관내응고증후군)로 보는 견해도 있다.

DIC상태가 되면 혈관벽의 장애, 응고촉진인자의 침입 등으로 응고인자가 활성화하고 전신의 소혈관에 다수의 혈전이 발생한다. 이와 같은 결과가 지속되면 응고인자나 혈소판이 소비되어 혈액 중에서 감소함으로써 출혈성 경향을 보이게 된다.

심장기능의 변화

순환혈류량의 증가, 태반순환의 유지, 전신의 대사항진에 동반하는 산소 소비량의 증대에 대응하기 위해 심장의 활동은 항진되며, 심박출량은 임신 4개월부터 증가하고 임신 30~34주에 최고가 되면서 심장의 부담이 최대치에 이른다. 그 후에는 다소 감소한다.

앙와위 저혈압증후군

임신으로 인한 문제점 중 매우 중요한 것이 임신말기에 올 수 있는 급성 저혈압이다. 이의 원인은 반쯤 기댄 자세 혹은 완전히 누운 자세일 때 자궁이 하복부의 큰 혈관을 압박해 심장으로 돌아오는 정맥혈의 복귀를 방해하기 때문에 일어난다.

이 경우 하대정맥이 제일 먼저 압박을 받는데 임신부가 누워있는 상태에서 급성 저혈압이 나타났을 때는 왼쪽으로 몸을 돌리거나 바른 자세로 앉음으로써 하대정맥에 대한 압박을 감소시키면 곧바로 사라진다.

임신 후반기의 치과환자가 유니트체어에 누워있을 때 흔히 나타나는 급성 저혈압은 치과의사가 조금만 주의를 기울이면 이와 같은 방법으로 간단하게 해소시킬 수 있다.

이와 같이 임신 말기의 임신부는 반듯이 눕는 자세인 앙와위에서 혈압하강, 오심, 구토, 냉한, 안면 창백, 호흡곤란 등을 일으킨다. 그 이유는 커진 임신자궁이 하대동맥을 압박해 정맥순환혈류량이 감소하므로 나타나는 증상인데 옆으로 눕는 자세, 즉 측와위로 체위를 바꾸면 즉시 회복된다.

호흡기

임신자궁에 의해 횡격막이 거상되어 흉부는 가로로 확대하지만 폐활량에는 거의 변화가 없다. 그러나 호흡수는 증가하고 호흡은 깊은 흉식호흡이 된다. 반면 비임신 시에는 대부분 복식호흡의 양상이다.

흉식 호흡으로 변화됨에 따라 환기의 효율은 상승한다. 특히 임신 말기에는 과환기 상태가 된다.

정신신경계

임신에 대한 불안과 몸의 변화로 정서가 불안정하고 내향적이 된다. 특히 임신 전반기의 초산부에게 현저하다.

그러다가 서서히 모성을 자각, 인식하고 임신성 변화에 대한 적응이 성립되는 임신 후반기에는 안정적인 정신상태가 된다. 이는 앞서 언급한 바와 같이 신장혈장 량의 감소에 따라 신사구체 여과치의 저하가 나타나 긴장상태가 지속되면서 스트레스에 대한 민감성이 높아짐으로써 나타난다.

동시에 몸이 무거워지고 다른 임신부작용들이 심해짐에 따라 정서불안도 더욱 심화된다.

손목터널증후군

임신후기의 임신부 중 약 5%에 관찰된다. 정중신경이 손목 터널 내에서 압박되어 손바닥과 손가락이 아프거나 저린다. 이와 같은 증상이 치과치료에 미치는 영향은 없다.

표 1-1. 임신기간에 따른 생리적 변화와 이의 대응책

임신 1기(1~20주): 임신 초기

고통이나 증상의 종류	원인 및 생리적 변화	증상의 완화 또는 해결책
유방의 변화나 새로운 느낌; 유방의 통증, 저린감각, 압통 등	유선조직의 비대와 호르몬 자극에 의해 유두나 유륜의 혈관분포, 색소침착, 크기 및 돌출 정도가 증가한다.	분비물을 흡수하는 패드가 있는 지지 구조를 갖춘 임신부용 브래지어를 착용하고, 밤에는 벗는다. 아픈 부위는 따뜻한 물로 잘 씻고 건조시킨다. 유방 압통은 일시적이지만 성적 표현에 오해가 될 수 있다.
긴박뇨와 빈뇨	호르몬에 의한 혈관울혈과 방광기능 변화: 자궁의 크기가 점점 커지면서 태아의 압박에 의해 방광용적이 감소되어 발생한다.	규칙적으로 소변을 봄으로써 방광을 비운다. 요도 부위의 괄약근 능력을 향상시키는 Kegel 운동을 실시한다. 수면 중의 불편을 덜기 위해 잠자기 전 수분섭취 제한, 회음패드 사용, 일차 건강관리 제공자에게 통증이나 작열감을 보고한다.
무기력과 전신쇠약; 피로(보통 임신 초기)	병인론적으로 정확히 설명할 수 없는 상태이다. 생리적으로 에스트로겐과 프로게스테론수치 증가 및 hCG나 BBT상승으로 인해 나타나는 현상으로써 임신에 대한 심리적 및 신체적 적응이 필요하다.	필요하다면 휴식을 취한다. 전신쇠약감을 증가시키는 빈혈을 예방하기 위해 철분 섭취와 균형 잡힌 식사를 하도록 한다.
임신중독증(오심과 구토, 입덧) - 임신부의 50~75%에서 발생. 보통 첫 번째, 두 번째 월경기 사이에 시작하여 네 번째 월경기까지 지속된다. 하루 중 어떤 때라도 오심이나 구토가 일어날 수 있으나 아침 공복 시에 가장 심하다. 배우자에게도 증상이 나타날 수 있다.	탄수화물의 결핍증과 이에 수반되는 케톤의 과잉형성에 의한 케톤 혈증에 의한다. 모체의 간에 축적되었던 당원은 태아가 함께 소모하므로 밤새 거의 고갈되며 이로 인해 발생되는 케톤혈증이 오심과 구토를 일으킨다. 스트레스의 증가에 따른 신경적인 요인도 오심이나 구토증상을 악화시키는 데 도움을 주는 인자로 작용한다.	공복이나 과식을 피한다. 금연하도록 하고 아침잠에서 깨어났을 때 적당량의 탄수화물이나 당분을 섭취한다. 카페인이 없는 따뜻한 차, 우유와 같은 음료를 마시면서 1시간 동안 침실에 그대로 머무른다. 양념이 자극적이거나 기름진 음식을 피한다. 만일 조절할 수 없는 구토가 발생한다면 담당 의사나 치과의사와 상의한다.

(계속)

(계속)

고통이나 증상의 종류	원인 및 생리적 변화	증상의 완화 또는 해결책
타액과다 - 타액의 분비가 비정상적으로 증가하는 타액과다는 첫 번째 월경기 후 2~3주에 시작된다.	에스트로겐 수치 상승이 원인이 될 수 있다. 오심 때문에 일어나는 연하곤란과 타액분비 과다와 관련이 있다.	구강 수렴제로 입을 자주 헹구고 증상이 심할 때는 껌을 씹는 것도 좋은 방법이다.
임신성치은염 - 증상은 잇몸 조직이 비정상적으로 증식하여 마치 딸기조각처럼 보이는 것이다. 이와 함께 나타나는 특징은 구취와 치은연하의 출혈이며 전체적으로 구강 내가 불결해진다. 보통 임신 2개월경부터 발현하는 증례가 많으며 치은조직의 울혈이나 충혈, 그리고 부종성 종창이 흔히 관찰된다. 첫 임신인 경우에 특히 많이 발생이 상태는 분만 1~2개월 후에 자연스럽게 사라진다.	에스트로겐 자극으로부터 결합조직의 혈관 증가 및 증식.	적당한 단백질, 신선한 과일, 야채와 함께 균형 잡힌 식사섭취, 부드러운 칫솔과 구강위생의 유지. 출혈이나 부종이 심한 경우에는 치과의사와 상의하도록 한다.
코막힘, 비출혈, 백대하	고농도의 에스트로겐과 관련된 점막충혈이 원인이다. 백대하는 호르몬에 의해 자극된 경관이 비대되고 활동이 왕성해지며 과다한 점액 생성으로 인해 발생한다.	코막힘이나 비출혈 시에는 가습기를 사용하거나 비점적 약물 혹은 분무기를 사용한다. 백대하는 회음패드를 사용, 앞에서 뒤쪽으로의 세척 같은 위생습관을 기른다. 만일 소양증, 불쾌한 냄새나 특성 혹은 색깔 변화가 있다면 일차 건강관리 제공자에게 알린다.
심리사회 역동, 기분 변화, 복잡한 감정	호르몬과 대사변화, 여성 역할, 성적 개념 등의 변화와 함께 임신시기에 따른 생활 형태의 변화에 의한다.	임신 지지 그룹에 참여하거나 파트너, 가족 또는 다른 사람들과 관심을 나누는 동기를 자주 갖는다. 긍정적이고 보람 있는 생활관의 확립이 중요하다.

임신 2기(21~27주): 임신 중반기

고통이나 증상의 종류	원인 및 생리적 변화	증상의 완화 또는 해결책
색소침착, 여드름, 지성피부	멜라닌 세포자극 호르몬 (뇌하수체 전엽으로부터)의 증가에 의한다.	예방할 수 없다. 보통 산욕기 동안에 저절로 없어진다.

(계속)

(계속)

고통이나 증상의 종류	원인 및 생리적 변화	증상의 완화 또는 해결책
섬망상 혈관종 - 임신 2, 3기에 목 부분, 가슴부위, 얼굴과 팔 등에 나타난다.	혈중 에스트로겐의 농도 증가로 인해 국소적으로 확장된 세동맥의 혈관 망에 의해 나타나는 소견.	예방할 수 없다. 산욕 후기까지 점차 사라지지만 출산 전에 완전히 사라지지는 않는다.
손바닥 홍반 - 임신부의 약 50%에서 나타난다. 섬망상 혈관종을 동반한다.	손바닥에 산재성 붉은 반점과 손가락에 충혈이 나타나는 것은 일종의 유전적 소인이며 과에스트로겐증으로 인한다.	예방할 수 없다. 분만 후 1주일 이내에 대부분 자연 소실된다.
소양증(비염증성)	원인은 불명확하지만 구진이 없거나 소양성 구진들이 밀집하여 발생하기도 한다. 피부의 분비기능 증가나 기타 다양한 요인들에 의해 확산되는 경향이 있다.	예방할 수 없다. 소양증이 심해지는 것을 막기 위해 손톱을 짧고 깨끗하게 유지한다. 대증 요법으로 미지근한 물에 목욕을 하되 목욕물에 중조나 오트밀을 섞는다. 로션이나 오일을 바르고 비누를 바꾸거나 비누사용을 줄인다. 평소에는 바람이 잘 통하는 헐렁한 의복을 입도록 한다.
심계항진	원인은 불명. 지속적인 심장의 불규칙성을 동반하지는 않는다.	예방할 수 없다. 만일 심장대상부전 증상이 동반된다면 의사와 상의하도록 한다.
앙와위성 저혈압과 서맥	임신부가 앙와위시 자궁이 상행대정맥 압박으로 인함, 자궁-태반과 신장으로 혈액순환이 감소한다.	무릎을 약간 구부린 측와위나 반좌위, 앙와위를 취한다.
실신 - 드물게 일어나는 실신이나 기절(체위성 저혈압)은 임신 중에 내내 지속될 수 있다.	호르몬으로 인한 혈관운동 불안정이나 체위성 저혈압에 의한다. 임신 후기에 하지에 정맥정체를 일으키는 것이 주원인으로 작용한다.	갑작스런 체위변화는 피하도록 하고 천천히 신중히 움직이며, 시원한 환경을 유지한다. 일어날 때에는 천천히 일어나고 일어나기 전에는 침대 가장자리에 앉거나 무릎 위에 손을 올려놓는 자세를 취하도록 하며, 하루에 5~6회의 소량식사로 저혈당증을 피하도록 한다. 탄력스타킹을 신는 것도 도움이 된다. 만일 증상이 심각하다면 의사와 상의한다.

(계속)

(계속)

고통이나 증상의 종류	원인 및 생리적 변화	증상의 완화 또는 해결책
식탐	원인은 모른다. 식탐은 문화나 지리적인 것으로 결정된다고 한다.	예방할 수 없다. 만일 균형 잡힌 식사에 장애를 주지 않는다면 식탐은 문제가 되지 않는다. 비정상적인 식탐이 있는 경우는 의사나 치과의사와 상의한다.
가슴앓이 - 때때로 트림과 약간의 신물 역류를 동반한 작열감을 포함하는 일시적 역류성 식도염.	프로게스테론은 위장계 운동과 소화를 느리게 하고 연동운동을 변화시키고 본문괄약근 이완과 위배출 시간을 지연시킨다. 증대된 자궁에 의해 위가 상부로 변위되고 압박받는 것도 한 원인이다.	가스형성을 촉진하는 음식 또는 지방성이 과다한 음식이나 과식은 제한한다. 평상시나 취침시에 적절한 체위를 유지한다. 일시적인 완화를 위해 우유를 한 모금 마신다. 따뜻한 녹차, 껌을 씹는 것도 도움이 된다. 지속적인 증상이 있을 때에는 의사나 치과의사에게 알린다.
변비	임신 중기에 프로게스테론의 작용으로 위장운동이 느려지고, 위 내용물의 수분 흡수를 촉진함으로써 나타남. 증대된 자궁에 의해 장이 압박되어 나타나기도 하지만 경우에 따라서는 경구용 철분제가 변비의 소인이 된다.	하루에 6잔 이상의 물을 마신다. 또한 섬유소가 함유된 식사, 중정도의 운동습관, 이완 요법과 심호흡도 도움이 된다. 의사와 상의 없이 대변 연화제, 완화제, 미네랄 오일이나 하제와 같은 약물을 복용하거나 관장을 하지 않도록 한다.
트림을 동반한 복부팽만	호르몬 때문에 위장 운동 감소로 박테리아 활동시간을 줌으로써 가스형성으로 나타난다.	천천히 잘 씹어 먹고 가스형성음식이나 지방분이 많은 음식, 과식은 피한다.
정맥류 - 하지의 쑤시는 통증과 압통과 관련, 하지와 음부에 발현(치질은 항문 주위의 정맥류임)	유전적 소인이 있다. 호르몬으로 인해 정맥의 평활근벽이 이완되면 하지의 상행성 정맥확장과 골반의 혈관울혈을 일으킨다. 자궁비대, 중력 및 힘줄 때 상태는 악화된다. 그러나 임신 중 하지 정맥류로부터 혈전이 생성되는 경우는 드물다.	비만, 장시간 서 있거나 앉는 것, 꽉 조이는 옷과 변비 및 장운동 시 아래로 힘주는 것 등을 피한다. 중정도 운동, 휴식 시 하지와 엉덩관절을 상승하고 지지 스타킹을 신도록 한다. 혈전성 치질은 따뜻한 좌욕이나 소염효과를 가진 수렴연고제의 국소 적용으로 부종과 통증을 완화한다.

(계속)

(계속)

고통이나 증상의 종류	원인 및 생리적 변화	증상의 완화 또는 해결책
백대하: 임신 중에 흔히 나타난다.	호르몬에 의해 자극된 경관이 비대되고 많은 양의 점액을 생성하게 됨으로써 나타나는 현상이다.	예방할 수 없으므로 회음패드를 사용한다. 앞쪽에서 뒤쪽으로 세척하는 위생 습관을 기르되 만일 소양증, 불쾌한 냄새나 특성 혹은 색깔 변화가 있다면 의사와 상의한다.
두통(임신 26주까지)	정서적 긴장(혈관성 편두통보다 더 흔함), 안구긴장(굴절이상)으로 임신 중 흔히 나타나는 증상이다. 혈관울혈과 부비동의 출혈은 호르몬 자극으로 인한 경우가 많다.	의식적인 이완방법을 찾는다. 지속적인 심한 두통은 임신성 고혈압인지 전문가에 의한 감별진단이 필요하다.
손목터널 증후군(엄지, 둘째, 셋째 손가락, 다섯째 손가락 외측)	주위조직 변화로 인한 정중신경압박, 통증, 무감각, 저린감, 작열감, 능숙한 움직임 상실(타이핑) 등이 나타난다. 손에 들고 있던 물체를 잘 떨어뜨리기도 한다.	예방할 수 없다. 아픈 쪽 팔을 높게 위치시키거나 손목에 부목을 대는 것이 도움이 된다. 분만 후에 완화되지만 불편이 계속된다면 정형외과적 수술로 치료할 수 있다.
주기적 무감각, 손가락의 저린감 - 이와 같은 증상은 임신부 중 5%에서 발생한다.	임신 중 어깨를 구부려서 상완총 견인 증후군이 발생한다(특히 밤과 이른 아침에 발생).	바람직한 체위를 유지한다. 지지적인 임신부용 브래지어를 입는다. 출산 후 아이를 들어서 옮길 때 증상이 더 악화되지 않는다면 이후로 점차 소실될 것이다.
원인대 통증(압통)	자궁증대로 인대가 늘어남	예방할 수 없다. 휴식, 인대의 과신전을 막기 위해 바람직한 신체역학을 유지한다. 쪼그린 자세나 슬 흉위로 경련을 완화시킨다. 때때로 적외선 열적용도 도움이 된다.
관절통, 요통과 골반 압박; 관절의 과다 운동증.	호르몬으로 골반관절이 이완되며, 복부증대로 요추와 경추의 만곡의 변화가 나타난다.	바람직한 체위와 신체역학을 유지한다. 피로를 피하고, 낮은 굽의 신발을 신고, 복부를 지지한다. 의식적 이완시키도록 하며 가능한 한 단단한 매트리스에서 자고 온습포나 냉찜질 등 마사지, 골반 돌리기 운동, 휴식을 취하는 것도 도움이 된다. 분만 후 6~8주에 이 증상은 저절로 사라진다.

(계속)

(계속)

임신 3기(28~40주): 임신 후반기

고통이나 증상의 종류	원인 및 생리적 변화	증상의 완화 또는 해결책
얕은 호흡과 호흡 곤란 - 임신 후반기의 임신부중 약 60%에서 발생한다.	자궁증대로 인한 횡경막 확장 제한.	좋은 체위를 유지하고 복부에는 푹신한 베개를 대고 잔다. 위의 과 부담을 피한다. 만일 빈혈이나 천식이 의심될 정도로 악화된다면 의사와 상의한다.
불면증(임신 마지막 주)	태아 움직임, 근 경련, 빈뇨, 얕은 호흡이나 다른 불편감에 의한 불면증	안심시키거나 의식적 이완 등 마사지와 같은 방법으로 긴장을 풀어준다. 베개로 신체 일부를 지지해 주는 것도 좋고 자기 전에 따뜻한 샤워로 긴장감 해소를 도모한다.
심리사회적 반응; 기분변화, 복잡한 감정, 불안 증가.	호르몬과 대사변화; 임박한 진통, 분만과 부모가 됨에 대한 감정의 심화.	의미 있는 사람과 간호사로부터 안심과 지지를 얻도록 한다. 배우자, 가족, 타인과의 허심탄회한 의사소통의 증진도 도움이 된다.
치은에 발생하는 임신종양 또는 임신성 육아종 - 전체 임신부의 약 1% 정도의 발생 빈도. 보통 임신 3개월경부터 발증하며, 모세혈관이 풍부하므로 혈관종성 epulis나 육아종성 epulis와 유사. 병소는 다른 epulis와 같이 치간 유두부에 국한; 표면은 매끄럽거나 요철상태를 보인다. 임신기간의 경과에 따라 서서히 증대되며 임신 후기에 최대가 된다.	에스트로겐 자극으로 혈관 분포 증가와 결합조직 증식으로 나타나는 증상.	적절한 단백질과 신선한 과일 및 야채와 함께 균형 있는 식사, 부드러운 칫솔과 치실이나 치간칫솔 등으로 양호한 구강위생을 유지하도록 지도한다. 감염을 피하고 치아와 구강의 청결을 위해 치과를 방문하도록 유도한다. 초기 증례는 치태조절 등으로 구강위생 상태를 개선하는 데 힘쓴다. 증대속도가 빠르고 저작 장애가 있는 증례는 절제술을 시행하도록 한다. 절제한 조직은 병리조직검사를 의뢰하여 큰 문제가 없음을 확인, 안심시킨다.
빈뇨와 긴박뇨	호르몬으로 인한 혈관울혈과 방광기능 변화. 자궁증대와 태아선진부에 의한 방광 용적 감소	방광을 규칙적으로 비우고, Kegel 운동. 자기 전에 수분 섭취 제한, 통증과 작열감이 있으면 의사와 상담한다.

(계속)

(계속)

고통이나 증상의 종류	원인 및 생리적 변화	증상의 완화 또는 해결책
회음부 불편감과 압박	증대된 자궁으로 인한 압박, 특히 서 있거나 앉아 있을 때, 다태 임신 시에 심하다.	휴식, 의식적 이완과 좋은 체위, 통증이 있다면 의사와 상의한다.
브락스톤 힉스 수축	분만 준비 시 자궁수축 강화	안심, 휴식, 체위 변경을 하도록 한다. 수축이 힘들 때에는 호흡법을 시행한다.
하지 경련	자궁 증대로 하지에 분포된 신경압박, 혈청 칼슘 감소나 혈청 인 상승. 피로, 불량한 말초순환으로 나타난다. 특히 다리를 신전시키거나 발끝으로 걸을 때 악화될 수 있다.	경련이 일어난 부위의 근육에 마사지와 온습포를 시행. 경련이 완화될 때까지 발을 배굴시킨다. 칼슘의 보충을 위하여calcium carbonate나 calcium lactate정제를 복용한다. Aluminium hydroxide gel 30ml를 식사와 함께 복용하여 인을 배출하는 것도 도움이 된다.
하지의 발목부종	부종은 장기간 서 있거나 앉아 있을 때, 불량한 자세, 운동 부족, 꽉 조이는 옷에 의해 악화된다.	자연이뇨 효과를 위해 수분 섭취를 증가시킨다. 또한 자리에서 일어나기 전에 압박용 지지 스타킹을 신도록 한다. 쉴 때는 주기적으로 하지와 골반을 상승시키면서 휴식한다. 그리고 중정도의 운동을 한다. 만일 전신부종으로 발전하면 의사와 상의한다. 자가 판단에 의한 이뇨제 투여는 금기이다.

이야기 1 자연유산 이야기

자연유산(misscarriage) 또는 미숙산은 임신 20주 이전에 임신이 종결되는 것으로 정의한다. 임신 20주는 생존능력 또는 태아가 외부 환경에서 살아갈 수 있을 때를 나타내는 지표이다.

또한 태아 체중이 500g 이하일 때 일어나는 유산도 자연유산으로 정의한다(Cunningham et al., 2001).

자연유산은 자연적인 경우에서 저절로 발생하는 유산이다. 통계상 임상적으로 확인된 모든 임신의 약 10~15%에서 자연유산이 일어난다고 한다(Simpson, 2002).

초기 자연유산은 대부분 임신 12주 이전에 발생한다. 자연적으로 일어나는 모든 유산의 50%는 염색체 이상으로 태아를 잃게 된다(Simpson, 2002).

초기 유산의 90% 이상은 임신 8주 이전에 발생한다(Simpson, 2002). 초기 유산의 원인은 내분비 불균형(황체기 이상, 임신 제1기에 높은 혈당치를 가진 인슐린 의존성 당뇨 대상자), 면역학적 요인(항인지질 항체), 감염(세균뇨, 클라미디아 감염), 전신질환(홍반성 낭창) 및 유전적 요인들이 있다(ACOG, 1995; Gilbert & Harmon, 1998)

후기 자연유산은 임신 12~20주 사이의 유산을 말한다. 후기 자연유산은 보통 모체요인, 즉 모체의 나이, 산과력, 만성감염, 자궁경관 무력증 및 생식기계 기형, 만성 소모성 질환, 영양부족, 정신성 활성약물 복용 등의 원인에 의한 것이다(Cunningham et al., 2001).

유전적인 원인으로 인한 임신상실은 거의 피할 수 없지만 모체장애의 교정, 감염성 질환에 대한 예방접종, 적절하고 신속한 산전관리 및 임신 합병증 등의 치료를 통해 자연유산 비율을 상당히 낮출 수 있다고 한다.

이와 같은 자연유산에는 절박유산, 불가피유산, 불완전유산, 완전유산 및 계류유산이 있다. 유산(초기 및 후기)은 재발이 가능하며, 절박유산을 제외한 모든 유산은 감염을 일으킬 수도 있다.

자연유산의 징후와 증상은 임신기간에 따라 다르다. 자궁출혈, 자궁수축 및 통증은 다른 원인이 밝혀질 때까지 절박유산으로 진단될 수 있는 불길한 징후이다.

유산이 임신 6주 이전에 발생하면 대상자는 심한 월경출혈만으로 호소할 수도 있다.

반면 임신 6~12주 사이에 발생하는 유산은 중정도의 통증과 출혈이 발생한다. 12주 이후 유산은 태아가 빠져나가야 하기 때문에 분만 때와 비슷한 심한 통증이 나타나는 것이 특징이다.

유산 종류의 진단은 증상과 징후에 기초를 둔다. 절박유산의 증상은 점상출혈이 있지만 자궁경관이 닫혀 있으며, 중정도의 자궁경련이 있을 수 있다. 불가피유산과 불완전유산은 중정도에서 심한 출혈이 있고 자궁경관이 열려 있다. 자궁에서 일어나는 출혈에 일부의 조직이 포함될 수 있으며 중정도에서 심한 자궁 경련이 있다.

불가피유산은 종종 양막파열(rupture of membranes; ROM)과 자궁경관 개대로 수정산물이 만출될 수 있다. 불완전 유산시에는 태아만출 후 태반이 잔류되어 있을 수도 있다.

임상적으로 볼 때 완전유산은 모든 태아조직이 만출되고, 자궁경관은 닫혀 있으며, 약간의 출혈과 중정도의 자궁경련이 나타나는 경우가 많다.

계류유산이란 태아는 사망하였으나 임신산물이 여러 주 동안 자궁 내에 정체되어 있는 것이다. 계류유산은 자궁증대가 멈추거나 심지어 줄어든 후 초음파 검사에 의해 진단된다. 이렇게 진단될 때에는 대부분 출혈과 경련이 없고 자궁경관은 닫혀 있는 상태이다.

습관성 유산은 3번 이상의 임신상실을 말한다.

3번 이상의 유산을 경험한 대상자는 임신 이후에 자연유산뿐만 아니라 조기분만, 전치태반, 태아기형의 위험이 현저히 증가한다(Cunningham et al., 2001).

그러므로 임신 중에 치과치료를 받을 필요가 있는 환자의 치료나 투약을 시행하기 전에 미리 과거의 유산병력을 청취하고 기록하는 것은 임신부의 치료를 담당하는 치과 의료진들에게 매우 중요하고도 필수적인 사안이다.

제 2 장

각종 물질 또는 약물이 임신부 및 수유부에 미치는 영향

1 임신부에게 영향을 미치는 화학물질 또는 약물

임신 초기의 태아는 임신 8주 미만을 배아기라 부르며, 이 단계가 지나면 태아기라고 부른다. 분만 후의 아기는 신생아라고 부른다.

배아기와 태아기의 발육과정

① 3배엽의 형성: 외 · 중 · 내배엽의 형성은 보통 임신 3주까지는 종료된다.

② 기관형성기: 임신 4~8주 동안이다. 주로 신체내의 주요기관이 형성되는 기간이며 이 기간을 배아기라고 부른다.

③ 기형성립 임계기: 기관형성기와 같은 시기이다. 주요기관이 형성되므로 기형 등의 발생이상이 생길 가능성이 높다. 주로 약물이나 화학물질의 위험성이 가장 높은 기간이다. 그 이후는 태아기라고 부른다.

④ 분만 예정일: 최종 월경일 첫날에서 280일(40주 0일)이다.

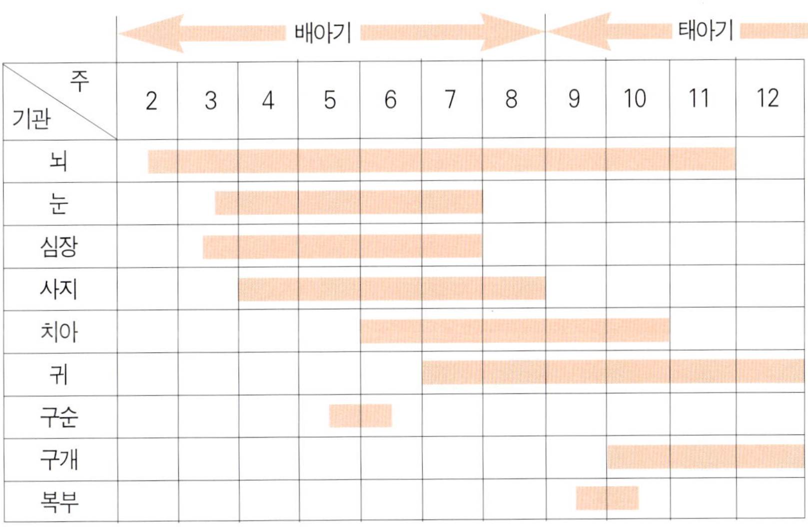

그림 2-1. 사람에서 각 기관 발생의 중요시기.

*치과임상 약 매뉴얼(대한나래출판사; 대한치과약리학교수협의회, 2007)에서 인용

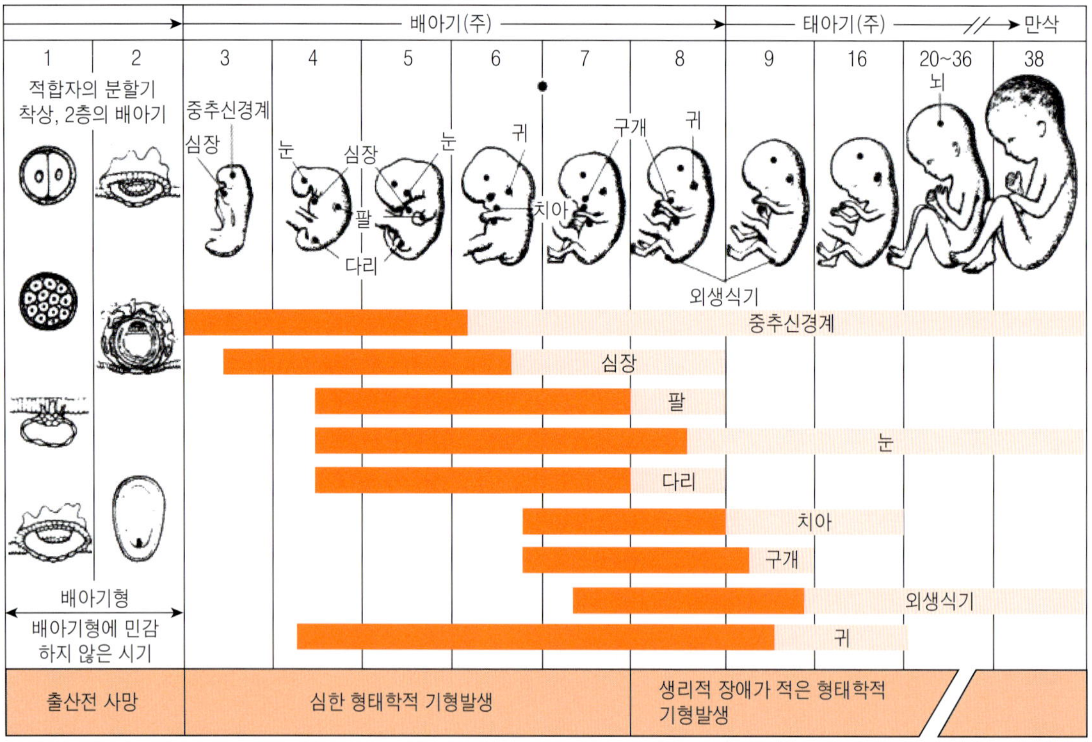

그림 2-2. 태아발달에서 기형발생의 위험시기.

태아에게 미치는 유전적 영향과 유전질환

유전자와 염색체

체세포의 핵에서 유래되는 유전물질은 개인의 신체적 특질을 결정짓는다. DNA라고 하는 이 물질은 염색체(chomosomes)로 알려진 실모양의 섬유를 형성한다. 각 염색체는 유전자라는 더 작고 많은 DNA 조각으로 구성되어 있다.

유전자 또는 유전자의 결합은 개인의 독특한 특성을 결정하는 코드화된 정보를 가지고 있다. 이 코드는 DNA 섬유를 형성하기 위해 결합한 분자들의 순서를 통해 발견된다.

모든 정상적인 인간의 체세포는 23쌍의 상동염색체로 배열된 26개의 염색체를 가지고 있다. 각 쌍에서 한 개의 염색체는 부모로부터 유전된다.

대부분의 신체적 특질을 통제하는 22쌍의 상염색체가 있고, 나머지 한 쌍은 성염색체(sexchomosomes)로 성을 결정짓는다.

큰 여성 염색체는 X라고 부르고, 작은 남성 염색체를 Y라고 한다. 일반적으로 Y염색체가 있으면 배아가 남성으로 발달하고, Y염색체가 없으면 여성으로 발달한다. 그러므로 정상 여성의 성염색체는 XX이고, 정상 남성의 성염색체는 XY가 된다.

인간은 모든 특질에 대해 2개의 유전자를 가진다. 각 유전자는 특정 염색체 위치를 차지하고 있고 염색체는 동일한 한 쌍으로 유전되기 때문이다.

즉, 상염색체가 머리카락 색에 대한 유전자를 가지고 있다면 그의 짝도 머리카락 색에 대한 유전자를 가질 것이며, 그것들은 염색체에서 같은 위치에 있을 것이다.

그러나 모두 머리카락 색에 대한 유전자 코드라고 할지라도 같은 머리카락 색에 대한 코드가 아닐 수도 있다. 이와 같이 같은 특질에 대해서 다른 유전자 코드를 대립형(allele)이라고 한다.

주어진 특질에 대해 같은 대립형질을 2개 가지고 있는 사람을 그 특질에 대해 동형접합이라고 하고 2개의 다른 대립형질이 있으면 이형접합이라고 한다. 어떤 유전자는 우성으로서 다른 대립형질이 다른 염색체에 나타나더라도 그들의 특성은 동형염색체에 의해 전이될 때에만 표현될 수 있다.

난자와 정자가 결합할 때 대립형질의 결합은 개인에게 전래되는 모든 유전자 구성, 즉 유전자형이 되고 이것은 자손에게 전이될 수 있다.

유전자형은 개인의 신체적 외형, 즉 표현형(phenotype)을 결정하지만, 이 결정은 우성 또는 열성 대립형질의 특성에 따라 영향을 받는다.

개인이 가진 염색체의 수, 형태, 크기에 대한 그림분석은 핵형(karyotype)이라고 알려져 있다. 핵형은 혈액을 채취하여 염색체를 특수처리하고 현미경으로 볼 수 있도록 복제된 염색체를 염색하여 얻어낼 수 있다.

염색체는 길이와 모양에 따라 특정 숫자의 순서대로 배열된다. 이러한 배열에 의한 유전적 특질은 자손에게 전이될 수 있다.

유전적 물질이 다음 세대에 전이되는 양상은 특질표현과 관련된 유전자 수의 영향을 받는다.

그리고 많은 표현형 특질은 서로 다른 염색체에 함께 작용하는 2개 이상의 유전자로부터 나온다. 다른 것들은 단일유전자에 의해서 통제된다.

유전자 결손은 핵형 검사와 같은 고전적인 방법으로 결정되지는 않는다.

대신에 유전 상담자는 가족에서 알려진 특질이 발생했는가 그리고 알려진 유전적 특질의 양상이 있는가에 따라 비정상적인 유전자의 존재 가능성을 예측한다.

가장 흔한 유전적 기형은 다요인적 유전으로부터 발생되는데 이는 유전적 요인과 후천적인 환경적 요인이 복합되어 발생하는 경우가 많다.

이와 같이 유전적 요인과 환경적 요인이 복합되어 나타나는 경우의 예를 들면 구순열(토순; cleft lip), 구개열(cleft palate), 선천성 심장질환, 신경관 결손, 유문협착증 등이다(이야기 9. 언청이 이야기 참조).

이러한 기형은 결손과 관련된 유전자의 수 또는 환경적 영향의 양에 따라 경한 상태에서부터 중한 상태까지 나타난다. 어떤 기형은 한쪽 성에서만 흔히 발생할 수 있다.

유전의 다른 양상으로 상염색체 우성유전과 상염색체 열성유전이 있다. 상염색체 우성유전 질환은 특질에 대한 비정상적 유전자가 다른 한쪽[배우자(gamete)]이 정상일지라도 나타나는 질환이다.

비정상 유전자는 정상 유전자 구조에서 자연적이고 영구적인 변화인 돌연변이(mutation)의 결과로 나타날 수 있다. 대부분의 경우 여러 세대에 걸쳐서 유전자의 장애가 있을 때 돌연변이가 온다.

이렇게 발현하는 유전성 질환 중에는 마르팡 증후군(Marfan's syndrome), 연골 발육부전증(achondroplasia), 다지증(polydactyly), 다낭성 신장질환(polycystic kidney disease) 등이 있다.

상염색체 열성 유전질환은 열성 유전자 모두가 비정상으로 나타나야 한다. 이형 접합인 경우 한 개의 비정상적인 유전자[단일염색체(monosomy)]를 가지고 있고 그들의 정상 유전자는 비정상 유전자로 인해 발현되지 못하기 때문에 임상적으로 영향 받지 않은 것으로 본다.

상염색체 열성 유전질환에서 나타나는 모자이크현상(mosaicism)은 열성 특질의 전이체로 알려져 있다. 이러한 특질이 표현되려면 두 전이체는 모두가 자손에게 비정상적인 유전자를 주어야 한다. 그러므로 각 아동에서 이 특질이 발생할 가능성은 25%이다.

임상적으로 정상인 자손도 유전자의 전이체일 수 있는데 이러한 경우 남성과 여성은 똑같이 영향 받는다. 페닐케톤뇨증, 갈락토스혈증(galactosemia), 담갈색 시럽 요질환(maple syrup urine disease), 테이색스병(Tay Sachs disease) 겸상적혈구 빈혈과 낭성 섬유증 등과 같은 선천성 대사질환은 상염색체 열성 유전질환이다.

X연관 유전

X연관 우성유전 질환은 남성과 이형접합 여성 모두에게 발생한다. 그러나 여성은 정상 유전자를 가지고 있기 때문에 남성보다 영향이 심하지 않다.

X연관 우성유전 질환의 영향을 받은 남성은 딸에게만 비정상 X염색체 유전자를 전이한다. 이형접합 여성은 비정상 유전자를 자손에게 전이할 가능성이 50%이다. 비타민 D 내성에 의한 구루병이나 취약 X증후군은 X연관 우성질환이다.

X연관 열성유전에서 여성은 X염색체가 2개이므로 X염색체를 통해 전이된 특질에 대해 이형접합일 수도 있고 동형접합일 수도 있다. 남성은 Y염색체에 대립형질이 없고 X염색체가 한 개이므로 반접합체이다.

그러므로 X연관 열성질환은 하나의 X염색체에 비정상 유전자를 가진 남성에서 많이 발현된다. 혈우병, 색맹 및 Duchenne's muscular dystrophy는 모두 X연관 열성질환이다.

유전질환의 관리

인간발달 과정은 난자와 정자의 유전물질에서 발견된 암호를 체계적으로 풀어내는 매우 복잡한 절차이다.

수정에서부터 정상적인 건강한 아이의 출산까지 인간발달은 대부분의 경우에 문제없이 발생하지만 간혹 배아의 유전자 코드에 기형이 있어 출산하지 못하거나 출산해도 장애가 유발되는 경우가 있다.

일부 유전질환(genetic disorders)의 해로운 영향을 예방하거나 감소시키기 위한 치료가 있을 수 있지만 유전적 질환의 근본적 치료방법은 없다.

그러나 인체에 나타나는 구조적 결함은 정상 또는 정상에 가까운 기능을 할 수 있도록 중재될 수 있다.

즉 유전 돌연변이를 가진 사람들의 세포에 다른 DNA를 대치시킴으로써 질환과정을 예방 또는 치료하거나 증상을 완화시키려는 목적으로 유전자를 변화시키는 방법을 고안하는 연구가 수행되고 있다.

이와 같은 방법으로 아데노신탈아미노 결핍증과 남성 섬유증에서 성공적으로 치료가 이루어진 증례가 보고되었다. 이러한 유전자 변화 치료의 요점은 질환의 영향을 최소화하기 위해 내적 혹은 외적 환경을 조정하는 것이다.

외과적 치료는 선천적 심장 결손, 구순 파열과 같은 미용 상 결손에 적용된다.

Glucose-6-phosphate dehydrogenase(G6PD) 결핍증이나 포피린증(porpyrias)과 같은 질환을 가진 사람은 증상을 촉진하는 특정 화학물질을 피함으로써 간단히 질환을 예방할 수 있다.

또한 조직의 산화를 감소시키는 환경을 피하면 겸상적혈구 빈혈에서 적혈구의 겸상화를 줄일 수도 있다.

이처럼 유전 질환에 대한 다양한 방법을 통한 치료는 계속 발전해 나가고 있다. 고난도의 분자기술은 유전자 접합을 통해 인간의 유전자를 변화시킬 수 있는 무한한 가능성을 보여준다.

그러므로 인공수정에 사용될 난자와 정자의 유전자를 변형시키는 것도 가능할 것으로 전망된다.

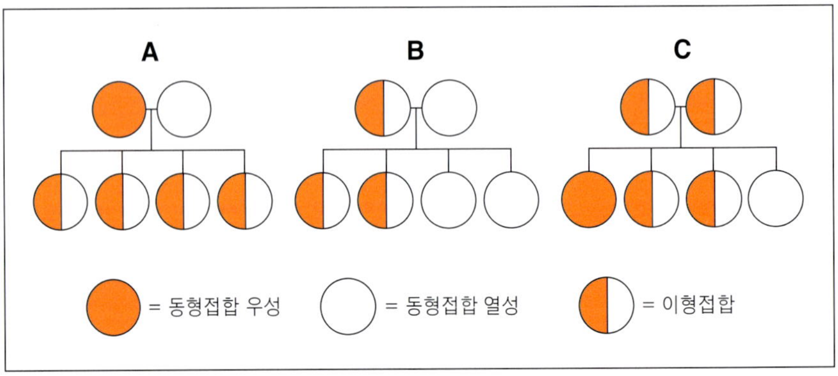

그림 2-3. 우성과 열성 및 이형접합 등 세 가지 유형의 접합에 의한 유전형질의 결정.
A, 부모 한쪽이 동형접합자 우성이고 다른 한쪽이 동형접합자 열성인 경우, 자녀는 모두 이형접합이며 우성 특질을 가진다.
B, 부모 한쪽이 이형접합자. 다른 한쪽이 동형접하자 열성인 경우, 자녀의 50%는 이형접합 우성, 나머지 50%는 동형접합 열성 특질을 보인다.
C, 부모 양측이 이형접합인 경우, 자녀의 25%는 동형접합 우성, 25%는 동형접합 열성, 50%는 이형 접합 우성 특질을 보인다.

이야기 2 인간게놈 이야기

인간게놈 프로젝트(human genome project)는 미국의 연방기금을 받고 인간과 몇몇 유기체의 DNA에서 발견된 유전적 암호에 관한 자료를 모으기 위해 시도되었던 기획이다.

이 프로젝트의 목표는 30억 쌍에 달하는 인간 DNA의 기본서열지도를 만드는 것이다.

인간게놈 프로젝트는 DNA 서열의 위치변화를 갖고 있는 인간의 질병 유전자에 대한 구별이 가능한 유전적 및 신체적 지도를 발견하는 것과 같다. 이 획기적인 전략에 의하면 생물학적 기능에 대한 정보가 없이도 궁극적으로 인간의 질병 유전자를 확인하고 증명할 수 있다.

사실 외상을 제외한 모든 질환은 그 심도와 정도, 그리고 과정의 차이가 있지만 근본적으로 유전적인 구성요소를 공유한다. 따라서 인간게놈 프로젝트와 같은 유전의학은 이제 고도의 정교한 진단과 치료전략의 가능성을 열어 놓고 이러한 유전적 성향을 발견해 나가고 있다.

이와 같은 유전적 접근을 통해 당뇨병, 고혈압, 대부분의 암과 주요 정신질환과 같이 여러 유전요인에 의해 질환을 일으키는 유전자가 발견될 것이다. 이 유전자 발견은 유전자 치료 또는 주요 정신질환과 같은 질환에 대해 선택적으로 고안된 맞춤형 약물전략을 통해 질병의 치료에 혁명을 일으킬만한 DNA분자구조에 대한 지식을 제공해줄 것이다.

그러나 보건의료 전문가는 많은 질병의 위험성을 예측했다 하더라도 그 모두를 효과적인 치료과정으로 중재할 수는 없을 것이다. 이것은 모든 건강관련 연구자나 의료실무진들을 딜레마에 빠지게 하는 점이다.

즉 유전학적인 검사로 암이나 알츠하이머병과 같은 어떤 질환에 이환될 위험성을 예견할 수 있지만 이에 반해 다음과 같은 많은 의문들도 가지고 있다.

1. 유전학적인 검사를 얼마나 신뢰할 수 있는가?
2. 그 결과는 어느 정도의 실제적인 질환발생 위험성을 의미하는가?

3. 이 정보의 유용성은 과연 어느 정도인가?
4. 검사결과 어떤 종류의 예방적 또는 치료적 권고가 가능한가?
5. 유전자 검사실은 유전자 검사결과의 정보보호와 질적 통제를 위해 감시될 필요성이 없는가?
6. 다른 약물처럼 DNA치료는 어느 정도의 위험성이나 부작용의 가능성을 가지고 있는가?
7. 그 유용성에 의해 치료를 시행한다면 당대는 물론이고 후손들에게까지 지연성 영향을 미칠 가능성은 없는가?

이와 같은 문제점들을 내포하고 있기 때문에 인간게놈 프로젝트는 일단 임상실험에서 더 깊이 연구되어야 하고 심각성에 부응하는 적절한 관리가 필요하다.

사실 지금까지 대부분의 의료종사자들은 실무에 유전학을 통합시킬 기회를 갖지 못했다. 그들이 받는 도전은 스크린 검사, 상담, 교육, 감시, 치료를 포함해 유전적 위험에 대한 검증의 구성요소를 포함할 수 있어야 하고 모든 정보를 적절하게 활용할 수 있어야 한다는 것이다.

동시에 유전학적 검사를 통해 얻은 정보가 잘못 사용될 수 있다는 우려 때문에 인간게놈(genome) 프로젝트 예산의 5%가 프로젝트에 대한 윤리적, 법적, 사회적 의미(Ethical, Legal & Social Implications; ESLI)에 관련된 연구비로 전용된다.

ESLI의 가장 큰 이슈는 유전적 비밀 보장, 유전검사의 안전과 효과, 개인의 권리에 영향을 미치는 각종 동의서나 증명서, 건강보험과 직장에서의 유전적 차별 가능성에 대한 대비 등이다.

태아에게 미치는 후천적 또는 특정물질의 영향

선천적(congenital=inborn=acquired)이라는 것은 수태 당시에는 정상이었으나 수태 이후에 태반 속으로 유입된 어떠한 외적 요인에 의하여 태아에게 일어나는 이상을 말한다.

이는 수태 당시부터 부모로부터 물려받은 원인인자를 내포하고 있는, 즉 염색체 속의 유전자에 의해 유래된 유전적(hereditary)이라는 의미와 완전히 다르다.

이러한 구별이 불가능했던 과거 인류역사 이래로 선천성 기형은 신의 뜻이며 인간은 이와 같은 운명에 대항할 수 없는 존재로 인식되어 왔다.

하지만 동시에 임신부에게 치료목적으로 투여한 약물이 태반장벽을 통해 태아의 순환기 내로 전달될 수 있다는 사실 역시 오래 전부터 알려져 있었다.

태반조직은 신진대사적으로 매우 활동적이어서 모체와 태아의 순환계 사이에 있는 강력한 보호막인 태반장벽의 기능을 정확히 이해하는 데에는 많은 어려움이 있다.

원래, 태반은 모체로부터 태아의 순환계 내로 전달되는 독 물질에 대한 방어벽으로 생각되어 왔으나 매우 높은 지용성을 갖고 있는 특정한 약물은 쉽사리 태반장벽을 통과하여 태아에게 영향을 미칠 수 있다.

어떤 선천적 기형은 기형발생인자(teratogens), 즉 기능적 또는 구조적 장애를 초래하는 환경적 물질이나 그에 대한 노출 때문에 발생한다.

다른 형태의 발달장애와는 대조적으로 기형발생인자에 의해 발생되는 장애는 이론적으로 완전히 예방할 수 있다. 알려져 있는 기형발생인자는 약물, 화학물질, 방사선노출, 모체의 건강상태 등이다.

기형발생인자는 빠른 성장과 분화가 일어나는 시기의 배아에 심각한 영향을 미친다. 이러한 영향은 특히 배아기 15~60일에 일어난다. 배아발달 첫 2주 동안 기형발생인자는 자연유산까지 일으킬 수도 있다.

두뇌의 성장과 발달은 태아기동안 계속되는데 기형발생인자는 태아의 정신발달에도 심각한 영향을 미칠 수 있다.

약물뿐만 아니라 매독을 일으키는 스피로헤타균이나 AIDS를 일으키는 HIV바이러스 역시 쉽게 이 장벽을 통과하여 태아를 감염시킴으로써 선천적 감염성 질환의 원인으로 작용한다.

각종 애완동물도 태아에게 나쁜 영향을 줄 수 있다. 그 원인은 기생충의 일종인 톡소플라스마 때문이다(이야기 8. 톡소플라스마 이야기 참조).

강아지나 고양이의 대변을 통하여 배출되는 톡소플라스마는 임신부에게 침투한 후 태반장벽을 뚫고 태아에게 감염되어 태아의 뇌에 석회침착을 일으키거나 망막에 염증을 유발하여 시각장애의 원인으로 작용한다.

그러므로 임신 전에 모체가 톡소플라스마에 감염되었는지를 확인하고 만일 감염되었다면 특수 항생제로 기생충을 없애주고 임신해야 한다. 임신한 후에 감염된 사실을 알게 되더라도 즉시 설파제나 Primethamine과 같은 항생제 치료를 받아야 한다.

톡소플라스마는 생고기를 통해서도 감염될 수 있기 때문에 임신 전후에는 날고기를 만지거나 먹지 않도록 주의하는 것이 좋다.

수십 년 전에 온 세상을 들끓게 했던 신경안정제의 일종인 탈리도마이드에 의한 선천적 기형아 사태는 매우 유명한 것이다.

1957년에 독일에서 개발되어 이상적인 수면제로 발매되었던 탈리도마이드는 임신 24~36일 사이에 단 1회를 복용한 경우에서도 사지결손의 기형이 많이 발생했다.

결국 이 약을 생산한 제약회사가 파산하고 말았던 그 사건 이후 탈리도마이드의 사용은 절대적으로 피하게 되었으며 기형아 발생을 야기할 수 있는 다른 약물이나 화학물질에 대해서도 여러 각도로 연구하고 주의하게 하는 계기를 마련해주었다(표 2-1).

그리고 계속된 연구결과 지금까지 밝혀진 바에 의하면 예시된 임신기간 중에 다음과 같은 화학물질이나 약물들이 선천성 기형이나 이상을 유발하는 것으로 알려졌다(표 2-2).

표 2-1. 탈리도마이드의 기형유발 감수시기와 기형유발의 형태

기형의 형태	감수기(월경후 일령)
무이(無耳)	34~39일
손가락 형성 무	37~40일
상지 결합	38~43일
슬관절 탈구	38~48일
귓바퀴 형성 무	39~43일
손가락 형성기형	39~45일
하지 결함	41~45일
발가락 형성기형	45~47일
육손가락	46~50일
낭포신	33~34일
심장 이형	38~45일
십이지장 폐쇄	30~45일
직장 협착	49~51일

표 2-2. 기형을 유발하는 인자와 이의 작용시기 및 발생되는 선천성 이상

최기형 인자	수정후의 일수	발생되는 선천성 이상
풍진바이러스	0~60일 0~120일	백내장, 심질환 청력 장해
Thalidomide	7~40일	감수 이상(위의 표 참조)
과고열	18~30일	무뇌아
남성호르몬제	90일 이전 90일 이후	음핵비대, 음순유착 음핵비대
Warfarin	100일 이전 100일 이후	코형성기형 정신발달지연
합성여성호르몬 (Diethylstibesterol)	14일 이후 98일 이후 126일 이후	낭포성 종양 발생률 30% 50% 100%
조영제(1제제)	65~70일 이후	갑상선 기능 저하
Tetracycline	120일 이후 250일 이후	유치의 에나멜질 염색 영구치관의 염색

위의 표에 예시된 약물들 외에도 지용성인 일부 비타민제제 역시 태반을 통과하여 태아의 혈장 내에서 모체에서와 같은 농도로 분포하는 양상을 발견할 수 있으나 신생아 황달을 일으키는 비타민 K나 과량의 비타민 A를 제외하고는 태아에 대한 큰 위해 작용은 없다.

임신부에게 투여 가능한 항생물질로는 페니실린계나 에리스로마이신이, 그리고 진통소염제 종류로는 이부프로펜이나 나프록센 등 프로피온산 유도 약물들이 비교적 안전한 것으로 알려져 있다.

만일 항생제의 사용을 꺼려하여 임신성 지치주위염이 발생된 경우에 적절한 처치나 항생제를 사용하지 않고 방치하면 골수염으로까지 진행되어 산모와 태아의 건강이 크게 위협받는다.

그러므로 약물의 사용이나 불가피한 치료가 방치의 위험보다 유익하다고 판단되면 치과의사는 그 치료나 투약을 망설이지 말아야 한다.

담배는 임신부의 건강에 해롭다. 임신 중에 흡연을 하면 조산, 사산, 신생아의 사망을 초래할 수 있다고 한다. 이는 담배로 인한 태아의 발육부전이 주원인이 된다(이야기 3. 담배 이야기 참조).

그 다음은 알코올이 주로 문제가 된다. 임신 2주는 수정란이 자궁에 착상하는 시기이다. 수정란이 착상한 이후에 술을 마시면 알코올이 태반을 자유롭게 통과해 태아의 몸속으로 들어가고 흡수된 알코올은 태아의 뇌기능에 영향을 줄 수 있다.

그러나 임신 초기에 소량의 술을 마셨거나 평소 술을 잘 마시지 않다가 한두 번 마신 것이라면 기형아 출산이나 기타 이상을 일으킬 가능성은 거의 없다고 보아도 무방하다(이야기 4. 술 이야기 참조).

간질약인 디란틴, 즉 페니토인의 복용으로 신생아에게서 심장기형과 구개열이 많았다는 역학조사 결과로 인하여 임신 중에 이 약의 투여는 금기시 되었었다.

그러나 근래에 간질이 있는 임신부, 특히 임신 말기에는 페니토인으로 인한 부작용의 위험보다 간질발작을 일으키는 것이 임신부와 태아의 건강에 더욱 위험하다는 것이 확인되어 비록 임신중이라 할지라도 보통 때처럼 이 약을 사용하는 것이 임상에서 일반화되었다.

임신인 줄 모르고 임신 초기에 피임약을 먹었어도 사실상 태아에게 별다

표 2-3. 기형아의 원인

환경적	**모체 상태** 알코올증후군, 당뇨병, 내분비질환, 페닐케톤뇨증, 영양적 문제
	감염원 풍진, 톡소플라스마증, 매독, 단순 헤르페스, 거대세포봉입체질환, 수두, 베네수엘라뇌염
	구조적 문제(기형) 양막 수축, 제대 수축, 자궁크기나 자궁내용의 불균형
	화학물질, 약물, 방사선, 고체온
유전적	**유전자질환**
	염색체이상
알려지지 않은 원인	**유전자 - 환경 상호작용(특히 언청이)**
	자연적인 발달의 실수

른 영향을 미치지는 않는다.

만일 고혈압이나 간질, 당뇨병, 갑상선질환, 천식 같은 만성질환 때문에 약물을 복용하고 있는 여성이 임신했다고 해서 약물요법을 중단할 필요는 없다. 치료를 중단하면 오히려 질환이 악화되어 태아와 모체에게 더 큰 영향을 줄 수 있으므로 적절한 치료를 계속하는 것이 좋다.

그러나 태아의 신체기관이 만들어지는 임신 3~4개월경에는 불요불급하지 않은 약의 사용은 피하도록 한다. 특히 여드름 치료제나 호르몬제, 해열진통제, 구충제는 삼가도록 한다.

임신에 가장 해롭다고 알려진 여드름 치료제는 기형아 유발의 가능성이 높아 임신을 계획하고 있는 여성이라면 최소한 임신 3개월 전부터 약의 사용을 중단해야 한다.

그리고 위와 같은 기형발생인자 외에 모체의 영양상태도 태아의 발달에 영향을 끼친다. 즉 배아와 태아는 모체의 식이로부터 영양을 얻어야 하는데 임신 중의 영양결핍은 감염에 민감한 저체중 출생아의 출산을 야기하고 또한 임신 후반기동안 두뇌발달에 영향을 주어 아동기의 학습장애를 유발한다.

이야기 3 담배 이야기

산모의 흡연은 임신과 태아에 관련된 위험들, 즉 태반박리, 전치태반, 임신 중 자궁출혈, 조기양수파열, 조산 등의 가능성을 야기한다.

이와 같이 임신 중의 흡연은 조산, 사산, 신생아의 사망과 자연유산을 유발할 수 있으며, 무뇌아, 선천성 심장기형, 구개열, 구순열의 발생빈도를 크게 증가시킨다(이야기 9. 언청이 이야기 참조).

흡연이 임신부에게 미치는 가장 큰 영향은 태아의 발육부전으로 비흡연 산모에게서 태어나는 신생아에 비하여 흡연자의 신생아는 체중이 평균 200g 정도가 부족하다. 흡연자의 태아 사망률과 영아 사망률도 25~56%까지 증가한다.

임신 첫 3분기까지만 흡연을 한 산모는 저체중아를 낳을 확률이 30% 증가하고, 두 번째 3분기까지 흡연을 지속한 산모는 70%가 증가한다.

이는 니코틴의 혈관수축 효과에 의한 태반허혈, 만성 일산화탄소 노출에 의한 저산소효과와 흡연으로 인한 전반적인 응고성의 증가 등이 해로운 작용을 하기 때문이다.

하지만 임신 되기 전에 담배를 끊으면 비흡연자와 같은 체중의 아기를 낳을 수 있다. 임신 초기 3~4개월부터 완전히 금연을 하는 경우에도 이 같은 효과를 본다.

담배를 많이 피우는 임신부는 혈액의 산소운반 능력이 저하되어 저산소증으로 인한 태아의 정신발달 장애를 유발할 수도 있다.

이러한 산소운반능력의 저하는 담배 중의 일산화탄소에 의하거나 니코틴의 작용으로 임신부의 체내 카테콜라민의 분비가 증가되어 자궁과 태반의 혈류량이 줄어드는 것이 원인이다.

이렇게 되면 태아에게 영양물질과 산소의 공급이 제대로 이루어지지 못하며 면역체계의 교란까지 일어나게 된다.

즉 흡연은 임신의 모성합병증(조기 양막파열, 전치태반, 태반 조기박리)과 연관되어 있어서 흡연 중인 임신부는 자연유산 및 조산의 위험이 높으며 흡연 임신부에서 출생한 아이는 주산기 사망률이 더 높고 재 태 기간에 비해 체구가 작게 되는 것이다.

임신기간 동안의 흡연은 또한 신생아의 선천적 또는 유전적 질환인 구순열(토순; cleft lip)과 구개열(cleft palate)의 발현위험을 50% 상승시키는데 이는 피운 담배의 양과 직접적으로 비례하여 위험성이 증가한다고 발표되었다(Chung, 2000).

영아나 유아들에게 노출되는 간접흡연도 심각한 피해를 끼친다. 이와 같이 주변의 흡연에 의해 간접적으로 흡입되는 담배연기, 즉 부류연의 영향으로 ETS(Environmental Tabacco Smoke)에 노출된 영아나 유아에게 심장질환이나 폐암 등이 발병한다.

특히 소아감기 환자의 간접흡연은 기관지천식, 폐렴 등을 야기할 뿐만 아니라 영아 돌연사의 주요 원인이 되기도 한다.

그 뿐만이 아니라 최근 노르웨이 연구진들의 보고에 따르면 흡연 경험이 있는 여성의 경우에서 난소암에 걸릴 위험도 1.6배 정도 높아진다고 한다.

지속적인 흡연은 여성들의 자궁경부암 발생률 역시 2배 정도 높일 뿐만 아니라 자궁과 난소의 혈액 순환을 방해해 난관의 운동성이 떨어지면서 임신에도 부정적인 영향을 미친다고 한다.

이처럼 흡연이 자궁과 관련된 질환과 수정 능력에 영향을 끼친다는 사실은 잘 알려져 있다. 한 연구에서는 피임약을 끊은 뒤 5년 후에도 불임이 유지되는 비율이 하루에 한 갑 이상 흡연하는 여성에서 비흡연자보다 두 배나 높음이 보고되었다.

보통 여성 흡연자는 불임의 비율이 비흡연자에 비해 1.6배 높았고 자궁외 임신의 확률도 2.2배나 높았다.

그러므로 임신을 앞둔 여성이나 임신 중인 여성은 절대로 담배를 피우지 않아야 된다.

이야기 4

술 이야기

임신기간 동안 상습적으로 음주를 하면 성장부족, 중추신경계 변화, 안면기형 등의 특징을 나타내는 태아알코올증후군을 유발한다.

태아알코올증후군에서 나타나는 중추신경계의 변화는 정신지체아를 만든다.

특이한 것은 민족 집단에 따라 태아알코올증후군의 발현 가능성이 다르게 나타난다는 사실이다. 예를 들면 아시아인은 출생하는 신생아 1만 명당 0.3명, 라틴아메리카인 0.8명, 백인 0.9명, 아프리카계 미국인 6.0명, 남미인 30명 등이다.

태아알코올증후군에 이환된 아동은 일반적으로 소두증이 있어서 인지능력의 저하(평균 IQ 74), 기억력 저하, 운동 협응력 저하, 주의력 감소, 문제해결능력 결여 등의 정신적 미발육 증세를 보인다. 그들은 보통 정상아보다 재태 기간이 짧고 키도 작다.

안면의 형태도 이상을 나타내어 편평한 안면 중앙부, 낮은 콧대, 짧은 코, 짧은 안검열(열린 눈), 얇은 윗입술, 긴 인중(윗입술에 홈이 패임), 덜 발달된 아래턱 등의 특징을 보인다.

태아알코올증후군으로 태어난 아동은 일반적으로 생물학적 어머니가 아닌 양육자에게 심하게 공격하는 행태 등의 행동문제도 가지고 있다.

이러한 문제점을 가진 아이들이 학교에 가거나 학습을 시작하는 아동기까지는 공격적인 습성이 발견되지 않을 수도 있다.

태아알코올증후군은 태아 히단토인 증후군과 같은 다른 원인질환과 함께 나타날 수 있으므로 자세한 병력의 확인이 필요하다.

태아와 신생아에서 예측되는 비정상적 양상은 임신기간 동안 음주를 상습적으로 계속한 여성의 만성 알코올리즘으로 발생한다.

출산 전의 태아 때 시작된 성장지연 양상은 출산 후에도 지속되는데 표준 성장률이나 체중증가율이 정상아에 비해 뒤질 뿐만 아니라 사지기형, 다양한 심장순환 이상, 심실중격 결손, 자세문제 등이 초래된다.

태아에게 미치는 알코올의 영향은 소비하는 알코올의 양 뿐만 아니라 음주의 빈도, 알코올의 종류 및 병용하는 약물에 따라서도 다르게 나타난다.

임신기간 동안 술을 마시면서 함께 피우는 담배나 카페인, 마리화나 같은 약물들은 태아에게 미치는 알코올에 의한 악영향을 더욱 증폭시킨다.

이야기 5 커피이야기

커피와 같은 기호음료에 포함된 카페인을 임신 중에 섭취하면 어떤 일이 일어날까? 이는 일상에서 커피나 차를 즐기는 가임여성들에게는 심각한 질문이 아닐 수 없다.

카페인은 이뇨작용이 있으므로 수분을 빠르게 배출시킨다. 그리고 카페인은 신경계에 일종의 자극제로 작용하여 습관성을 야기하며 과다섭취하면 몸이 떨리고 신경이 예민해지기도 한다.

이러한 작용들을 보유하지만 일반적으로 카페인은 임신 중에 인간의 선천적 기형을 야기하는 기형유발 인자는 아닌 것으로 알려져 있다.

그러나 'Fernandes'와 그의 연구자들(1998)은 하루에 150mg 이상의 카페인 섭취는 태아의 자궁 내 성장지연과 저체중 출생아와 관련이 있다고 발표하였다.

반면에 'Santos'와 그의 연구자들(1998)은 하루에 300mg 이하의 카페인 섭취로는 태아에게 큰 영향을 미치지 않는다고 보고하였다.

그러므로 임신 중에는 가급적 1일 150mg 이하(3잔 이하)의 카페인만 섭취하도록 절제하는 것이 좋고 1일 마시는 커피속에 함유되는 카페인의 최대량도 300mg을 넘지 않도록 한다.

표 2-4. 임신 16주에서 분만까지의 기간 동안 특히 주의해야 할 약물

약제(군)명	상품명	알려진 문제
비스테로이드계 항염증제 (NSAIDs)	1. **Aceclofenac** 뉴마탈정, 뉴마펜정, 마이페낙정, 메디페낙정, 베오페낙정, 세나클정, 세나펜정, 세니탈정, 세로낙정, 아세클로정, 아세클로페낙정, 클란자정, 클로탈정, 클론자정, 페노클정 2. **Acemetacin** 류가신캅셀, 류메탄캅셀, 메티신캅셀, 멘토신캅셀, 모세타신캅셀, 무수텐캅셀, 바이란캅셀, 세타신캅셀, 아메신캅셀, 아세놀캅셀, 아세메타신캅셀, 아세타신캅셀, 아세토날캡슐, 아타신캅셀, 타세딘캅셀 3. **Bumadizone calcium semihydrate** 부마톨정, 부비존정 4. **Clonixin Lysinate** 노리스정, 덴티나정, 디크로닉정, 로리타신정, 바로론정, 바로쿨정, 바르젠정, 비올라정, 시노나정, 스케락신정, 아닐릭신정, 제로닉정, 코네트정, 크레닉정, 크로낙정, 크로닌정, 크로스탄정, 크로펜정, 크록신정, 크루펜정, 크린펜정, 클로닉신리시네이트정, 도리신주사액 5. **Etodolac** 락치스정, 로딘정, 마카나정, 에딘정, 에토돌정, 에토돌락정 6. **Flufenamic acid** 페록살정 7. **Naproxen** 나렉신정, 나로펜정, 나록스정, 나폭센정, 나프록센정, 나프록스정, 나프롱정, 나프센정, 낙센에프정, 디스펜정, 리코락스정, 세록센정, 스노핀정, 아나프록스정, 아낙스정, 자이날정, 쿨민정, 폭센정, 푸로스정, 프로낙스정, 프로트린정, 프리나정, 하니파정, 바벨주 8. **Dexibuprofen** 그리펜에스정, 닥스펜정, 데르펜정, 데코라펜정, 데코펜정, 덱사펜정, 덱스핀정, 덱시레놀정, 덱시로펜정, 덱시코정, 덱시프로정, 디부펜정, 디캐롤정, 디프로펜정, 로노펜정, 류마트렌정, 맥스펜정, 시프로펜정, 쎄락틸정, 애니펜정, 애스펜정, 에스프로펜정, 엑스펜정, 엑시펜정, 엔덱시정, 지펜정, 팍스정, 펜타우드정, 프리메정	동맥관조기폐쇄, 신생아지속폐고혈압증, 지속태아순환증, 분만지연, 태아 · 신생아의 출혈경향, 예정일초과, 양수의 감소

(계속)

(계속)

약제(군)명	상품명	알려진 문제
	9. Aspirin *(단일제)* 아스피린정, 로날정, 아스피린리신주, 알타질주 *(복합제)* 슈가펜정, 에카린정, 웰라인정(aspirin+ephedrine+ caffeine), 에이콜캅셀(aspirin+acetaminophen+methylephedrine+caffeine+lysozyme+thi-amine+riboflavin+chlorpheni-ramine), 에카민정(aspirin+ephedrine+caffeine+thiamine) **10. Glucametacin** 테오레마캅셀 **11. Ibuprofen** *(단일제)* 이부프로펜정, 나르펜정, 이부프로펜정, 노로젠정, 뉴이브펜시럽, 다이야펜정, 다펜캅셀, 대웅이부펜정, 도시펜정, 디퓨탭서방정, 라미돈정, 로그펜정, 루티스정, 루피엔정, 리펜정, 메디펜정 *(복합제)* 게보콜캅셀(acetaminophen+caffeine+chlorphenamine+dextromethorphan+guaifenesin+ibupro-fen+methyle-phedrine), 마이폴캡슐, 마이프로돌캅셀, 씨아이에이캅셀, 타코펜캡슐(acetaminophen+codeine+ibuprofen), 나덴정, 스피드펜정,아프로펜정, 알페인정, 알사펜정, 에치펜정, 에코펜정, 캐롤에프정(ibuprofen+arginine), 액티펜정(ibuprofen+pseudoephedrine), 화이투벤플러스캡슐(acetaminophen+caffeine+chlorphenamine+gu aifenesin+ibuprofen+methylephedrine)	
Aminoglycoside계 항생제 (Antibiotics)	**1. Amikacin** 아미카신주사액, 라믹킨주, 아미킨주, 아믹탐주, 아믹탐주 사액 **2. Isepamicin** 이세파마이신주, 마아세파주, 미세신주사액, 유세팜주, 이미파신주, 이세파신주사, 이셉신주, 이파로신주, 파미신주 **3. Kanamycin** 카나마이신주, 카마신에스주	

(계속)

(계속)

약제(군)명	상품명	알려진 문제
	4. Ribostamycin 리보스타마이신주, 라이보타주, 라이아신주, 리보민주사, 리보스타주, 리보신주, 리보타주, 리브타신주, 리스타신주, 리오마이신주사, 리타신주, 마이리보주, 비스타마이신주, 비스틴주 5. Sisomicin 엑소마이신주사, 시소마이신주사액, 사이소민주, 산소마이신주 6. Streptomycin 스트렙토마이신주 7. Tobramycin 쿨도브주, 토브라주, 토비시란주, 토브라마이신주, 테네브라주, 토베란주, 토프라신주	비가역성 제VIII뇌신경장애
Macrolide계 항생제 (Antibiotics)	1. Acetylkitasamycin 슈넬키타사마이신정 2. Midecamycin acetate 데카리신정, 미데카마이신정, 마이덱정, 미데신정, 미오카마이신정, 메데마이신캅셀 3. Acetylspiramycin 아세틸스피라마이신정 4. Dirithromycin 다이나백정 5. Josamycin 조사마이신정 6. Leucomycin 로이고마이신캅셀 7. Roxithromycin 록시스로마이신정, 뉴록시정, 로마이신정, 로미록신정, 로미신정, 로미타신정, 로시스정, 로신정, 로이드정, 로지드정, 로큐신정, 로페신정, 록미신정, 록사민정, 록사신정, 록사이드정, 록세미신정, 록소드린정, 록스로신정, 록스린정, 록스신정, 록스탑정, 록시나정, 록시로신정, 록시마이신정, 록시맥스정, 록시브이정, 록시스로정, 록시스린정, 록시신정, 록시키드정, 록시톤정, 록시티로신정, 록시틴정, 록시틸정, 록시프로정, 록신마이신정, 루리드정, 마크로신정, 사록신정, 설리드정, 스로진정, 스키드마이신정, 씨트록시정, 안록시정, 에스리드정, 유니록신정, 캐스터정, 크라미드정, 해록신정	임신 중 높은 빈도로 간기능장애

(계속)

(계속)

약제(군)명	상품명	알려진 문제
	8. Spiramycin *(복합제)* 로도질정, 메스피졸정, 스피졸정, 스피트론정, 콤비팜정(spiramycin+metronidazole) 9. Telithromycin 케텍정 10. Clarithromycin 래리스정, 레토스정, 리마클로정, 리스로마이신정, 마비드정, 맥스로신정, 바이클래리정, 클래리스로마이신정, 쎄클래신정,씨라클정, 씨마이신정, 씨클라린정, 제클라정, 크라로신정, 크라마신정, 크래리신정, 크래마정, 크래빅스정, 클라로드정,클라로마정, 클라로신정, 클라리드정, 클라리신정, 클라릭정,클라인정, 클라진정, 클락신정, 클래드정, 클래로신정, 클래로정, 클래리드정, 클래리신정, 클리리정, 클래마이신정, 클래시드정, 클래신정, 클로신정, 클로틴정, 파이로신정, 파이클리정, 한클라정, 헤라신정, 헤리코정, 헤리클로정, 헤리트정, 헬리클정, 클래리시드엑스엑서방정 11. Azithromycin 지스로맥스주사 지스로맥스정 12. Erythromycin 데리머캅셀, 에릭캅셀, 에리스로마이신캅셀, 에레신캅셀, 에렉스캅셀, 에리진캅셀, 이마이신캅셀, 이앰캅셀 13. Erythromycin estolate 에리스로마이신에스톨레이트캅셀, 아이로손캅셀, 에리스로캅셀, 에스톨린캅셀, 에스톨마이신캅셀, 파비스에리스로마이신캅셀 14. Erythromycin propionate 그렌다신정, 에브로신정, 프로리신정 15. Erythromycin stinoprate 스티노섹정 16. Erythromycin lactobionate 에리스로신정주, 에브로신엘정주 17. Midecamycin 미데카마이신정, 마이덱정, 미데신정, 미데칸정, 미오카마이신정, 메데마이신캅셀	

(계속)

(계속)

약제(군)명	상품명	알려진 문제
Tetracycline계 항생제 (Antibiotics)	**1. Doxycycline hyclate** 독시사이클린하이클레이트캅셀,모노신정,독시린캅셀,페리케어캅셀 **2. Doxycycline** monohydrate 바이브라마이신엔정, 독시사이클린정, 클로란정 독시바이신캡슐, 바이라독실엔캅셀, 카이신캅셀, 트리클린캅셀 **3. Tetracycline** 테라싸이클린캅셀 **4. Oxytetracycline** 옥시마이신캅셀 **5. Minocycline** 미노클린첩부제 미노씬캅셀 미노클린치과용연고	태아의 치아와 뼈의 색소침착, 임부의 간기능 장애
Chloramphenicol계 항생제 (Antibiotics)	*(단일제)* 오큐클로람점안액, 옵티클점안액, 참클로람페니콜점안액, 페니콜점안액 클로람페니콜캅셀, 헤로세친캅셀 *(복합제)* 레이크점안액(chloramphenicol+dexamethasone+tetrahydrozoline)	신생아의 혈중 chloramphenicol 농도가 중독량으로 되므로 일어나는 Gray syndrome
Sulfonamide계 화학요법제 (Chemical Therapeutics)	*(단일제)* Sulfasalazine 사라조피린EN정, 사조핀정, 살라진정, 살루딘정, 조피린장용정 *(복합제)* 비로시드정(sulfadiazine+tetroxoprim), 세바트림주, 셉트린정, 시노트림정, 썰트림, 유프린정, 티에스정, 트리옥사졸캅셀(sulfamethoxazole+trimethoprim)	신생아의 고빌리루빈혈증
부신피질 스테로이드제 (Steroids)	**1. Deflazacort** 캘코트정, 프란딘정 **2. Dexamethasone** 덱사메타손정, 덱사정, 오라덱손정, 덱사소론정, 덱사코티실정, 델타후로렌정, 제이손정 **3. Dexamethasone palmitate** 리메타손주	태아 · 신생아의 부신피질기능부전

(계속)

(계속)

약제(군)명	상품명	알려진 문제
	4. Dexamethasone disodium 덱사메타손주, 덱사에스주, 덱타손주 5. Hydrocortisone sodium succinate 솔루코테프주, 코티소루주, 코티캡주, 화이코트주사 6. Prednisolone 프레드니솔론정, 니소론정, 델타코테프정, 소론도정, 아소론정, 푸레나정, 프레드론정 7. Prednisolone sodium succinate 솔루다코르틴주 8. Prednisolone stearylglycolate 신프론정 9.Triamcinolone 아리스코트정, 트리암시놀론정, 레더코트정, 암시논정, 트라시논정, 트레온정, 트리코탈정 10. Triamcinolone acetonide 아세돌론주, 유데노론주, 트리암시놀론주, 탐세톤주, 트리암주,트리암주(프리필드) 11. Methylprednisolone 메드롤정, 메프솔정 12. MethylPrednisolone acetate 데포메드롤주, 메치드론주 13. Betamethasone 베타메타손정 14. Betamethasone sodium 베타메타손주, 베타손주, 베타메손주, 타메존주. 베타메타손정 15. Fludrocortisone Acetate 플로리네프정 16. Methylprednisolone 넥솔론정, 프레드니솔론정, 매프론정, 메니솔론정, 메드롤정,메디손정, 메솔론정, 메치니솔론정, 메치론정, 메치솔론정, 메프레솔정, 메프솔정, 소메론정, 메치본, 제이솔론정, 프레나정, 프레솔론정, 프론드정, 피디정 17. MethylPrednisolone acetate 데포메드롤주, 메치드론주, 메티솔주	

(계속)

(계속)

약제(군)명	상품명	알려진 문제
	18. MethylPrednisolone sodium succinate 레솔주, 메디소루주, 메치솔주, 메프솔론주사, 멜론주사, 살론주, 솔루메드롤주, 유메롤주, 프레디솔주사, 프레솔론주 19. Hydrocortisone 히드로코르티손정, 코티코정, 하이드로정, 하이손정	
진정수면제 (Sedatives & Hypnotics)	1. Alprazolam 알프라졸람정, 아졸락정, 알작스정, 알프라낙스정, 알프람정, 자나팜정, 자낙스정, 자세틴정, 자이렌정 2. Bromazepam 렉토팜정, 브로마제팜정, 브로팜정 3. Buspirone 부스피론정, 부스론정, 부스파정, 부피론정, 사피롤정 4. Diazepam 디아제팜주사, 메로드주사액 디아제팜정, 메로드정, 바리움정 5. Doxylamine Succinate 자메로정, 도사민정, 사라인정, 슐라폰정, 스메르정, 아론정, 아졸정, 유니솜정, 독실아민정, 자론드정, 자모린정, 자미슬정, 자믹정, 자민정, 자비론정, 잔피아정, 잘덴정, 포린피아정 6. Lorazepam 로라반정, 마일제팜정, 스리반정, 아티반정, 아티반주 7. Midazolam 미다졸람주, 도미컴주, 미다컴주, 바스캄주 8. Zolpidem Tartrate 스틸녹스정, 자니로정, 졸피드정, 졸피람정	신생아의 근긴장 저하, 기면(嗜眠, 잠을 많이 자는 것), 금단증상(신경과민 등), 황달

*치과임상 약 매뉴얼(대한나래출판사; 대한치과약리학교수협의회, 2007)에서 인용

출산 직전에 주의해야 할 약물은 표 2-4에서 살펴본 바와 같이 그 종류가 매우 다양하다. 그 중에서도 특히 치과 영역에서 사용에 주의해야 할 약물은 동맥관이 수축해 간동맥 폐색증을 일으킬 수 있는 아드레날린을 비롯한 각종 혈관수축제이다.

이러한 약물의 사용으로 신생아 황달이나 자궁혈관수축에 의한 태아 가사상태가 나타날 수도 있다. 그러나 치과용 리도카인앰플에 포함된

정도의 미량 에피네프린은 그 부작용이 그다지 심하지 않은 것으로 알려져 있다.

그럼에도 불구하고 임신부의 치료를 담당한 치과의사는 약물의 투여로 인해 일어날 태아와 모체에 미치는 피해가 질환의 방치로 인한 피해를 상회한다고 판단될 경우에 한해서 비교적 안전한 약제를 선택하여 일반 성인용량보다 용량을 줄여서 사용해야 한다.

하지만 이미 약물을 사용한 다음 임신한 사실을 알고 나서는 너무 늦어지는 경우가 있기 때문에 임신 적령기의 여성 환자가 내원하면 먼저 임신 가능성을 확인하고 치료에 임하는 것이 안전하다.

그 외에도 일부 치과용 재료에 환경호르몬이 들어 있다는 것이 임신 중인 환자에게는 문제가 될 수 있다.

실제 조사해 보면 치과재료 중 두세 가지 물질이 거기에 해당된다는 것을 알 수 있다. 문제가 되고 있는 환경호르몬(다이옥신; TCDD)은 여성호르몬의 성질을 갖고 있으며, 이러한 물질의 과잉섭취로 인해 남성은 여성화 현상을 보인다.

과거에 영국의 BBC 방송에서 이러한 내용이 특집으로 다루어진 것이 계기가 되어 폭넓게 주목을 받은 적이 있었다. 소위 선진국의 출생률 저하가 치과에서 사용되는 화학물질을 비롯한 환경호르몬 물질들과 관계가 있지 않을까 하는 것이 BBC 방송의 특집 주제였다.

치과재료 중에 환경호르몬으로 간주되는 것에는 복합레진에 들어 있는 비스페놀 A, 의치 이장재에 들어있는 부틸에스테르, 브라켓 재료의 폴리카보네이트(분해해 비스페놀 A를 만든다) 등이 있다.

비스페놀 A에 대해 살펴보면 캔 코팅에서 용출되는 그것과 비교해 복합레진에서 용출되는 양은 1/100 정도이며, 비교되지 않을 정도로 소량이라고 한다. 따라서 캔에 들어 있는 청량음료수와 캔 음식을 먹는 것이 훨씬 다량의 환경호르몬을 섭취하게 된다.

또 다른 환경오염물질인 폴리카보네이트 재료의 사용빈도 역시 낮아지고 있어 이것도 문제가 되지 않을 것이다. 디부틸에스테르는 에스트로겐(여성호르몬)의 1/10,000 정도의 활성밖에 없어 그다지 문제가 되지 않는다.

그러므로 임신부에게 미치는 치과재료의 영향은 거의 없다고 보아도 무방할 것이다.

태아나 임신부에게 미치는 약물별 위해 정도

임신부나 태아에게 미치는 약물의 위해정도는 각 약물의 종류마다 다르다. 사실 모든 약물은 임신부에게 사용하지 않는 것이 좋으나 증상이나 질환에 따라 이의 사용이 불가피한 경우가 많다.

임신부에게 약물을 사용할 때의 기준은 약물의 사용으로 얻는 이익이 약물을 사용하지 않는 경우의 피해를 상회해야 한다는 것이다.

미국식품의약품안전청의 카테고리에 의해 약물이 임신부에게 위해를 끼치는 정도를 분류하면 다음과 같다.

표 2-5. 약물이 태아나 임신부에 영향을 미치는 정도에 따른 FDA의 분류

■ 기호 설명
A = 사람에 대한 임상시험에서 태아에게 위험성이 없었던 약물
B = 동물실험에서는 태아 위험성이 나타나지 않았지만, 사람에 대한 실험은 시행되지 않은 약물
C = 동물실험에서는 태아 위험성이 나타났으나, 사람에 대한 실험이 시행되지 않는 약물(약물사용으로 인한 태아의 위험성보다 이익성이 크다고 판단되는 경우에만 임신부에게 사용 가능: Risk/Benefit 평가)
D = 사람에 대한 위험성이 확인되었으나, 경우에 따라서 임신부에 대한 약물의 사용의 이익성이 위험성보다 클 수 있는 약물
X = 약물사용으로 인한 태아의 위험성이 어떤 이익성보다 큰 약물, 임신부나 임신 가능성이 있는 여성에게는 사용 금기인 약물
■ Antihistamines
Antazoline(C)
Azatadine(B)
Bromodiphenhydramine(C)
Brompheniramine(C)
Burclizine(C)
Carbinoxamine(C)
Chlorcyclizine(C)
Chlorpheniramine(B)
Cimetidine(B)
Cinnarizine(C)
Clemastine(C)
Cyclizine(B)
Cyproheptadine(B)

(계속)

(계속)

Dexbrompheniramine(C) Dexchlorpheniramine(B) Dimenhydrinate(B) Dimethindene(C) Dimethothiazine(C) Diphenhydramine(C) Doxylamine(B) Hydroxyzine(C) Meclizine(B) Methdilazine(C) Pheniramine(C) Phenyltoloxamine(C) Promethazine(C) Pyrilamine(C) Ranitidine(B) Trimpeprazine(C) Triplelennamine(B) Triprolidine(C)	
■ **Anti-infectives**	
1. Amebicide	Carbarsone(D) Iodoquinol(C)
2. Anthelmintics	Gentian Violet(C) Piperazine(B) Pyrantel Pamoate(C) Pyrvinium Pamoate(C)
3. Aminoglycosides	Amidkacin(C) Gentamicin(D) Kanaymcin(D) Neomycin(C) Streptomycin(D) Tobramycin(D)
4. Antifungals	Amphotericin B(B) Clotrimazole(B) Plucytosine(C) Griseofulvin(C) Miconazole(B) Nystatin(B)

(계속)

(계속)

5. Cephalosporins	Cefaclor(B) Cefadroxil(B) Cefamandole(B) Cefatrizine(B) Cefazoline(B) Cefonicid(B) Cefoperazone(B) Ceforanide(B) Cefotaxime(B) Cefoxitin(B) Ceftizoxime(B) Ceftriaxone(B) Cefuroxime(B) Cephalexin(B) Cephalothin(B) Cephapirin(B) Cephradine(B) Moxalactam(C)
6. Penicillins	Amoxicillin(B) Ampicillin(B) Bacampicillin(B) Carbenicillin(B) Cloxacillin(B) Cyclacillin(B) Dicloxacillin(B) Hetacillin(B) Methicillin(B) Nafcillin(B) Oxacillin(B) Penicillin G(B) Penicillin G, Benzathine(B) Penicillin G, Procaine(B) Penicillin V(B) Ticarcillin(B)
7. Tetracyclines	Chlortetracycline(D) Clomoycline(D) Demeclocycline(D) Doxycycline(D)

(계속)

(계속)

	Methacycline(D) Minocycline(D) Oxytetracycline(D) Tetracycline(D)
8. Other Anti-infectives	Bacitracin(C) Chloramphenicol(C) Clindamycin(B) Colistimethate(B) Erythromycin(B) Furazolidone(C) Lincomycin(B) Novobiocin(C) Oleandomycin(C) Polymyxin B(B) Spectinomycin(B) Trimethoprim(C) Troleandomycin(C) Vancomycin(C)
9. Antituberculosis	para-Aminosalicyclic Acid(C) Ethambutol(B) Isoniazid(C) Rifampin(C)
10. Antivirals	Acyclovir(C) Amantadine(C) Idoxuridine(C) Vidarabine(C)
11. Plasmodicides	Chloroquine(C) Primaquine(C) Pyrimethamine(C) Quinacrine(C) Quinine(D/X)
12. Sulfonamides	Sulfasalazine(B/D) Sulfonamides(B/D)
13. Trichomonacides	Metronidazole(B)
14. Urinary Germicides	Cinoxacin(C) Mandelic Acid(C)

(계속)

(계속)

	Methenamine(C) Methylene Blue(C/D) Nalidixic Acid(B) Nitrofurantion(B)
15. Scabicide/Pediculicide	Lindane(C) Pyrethrins with Piperonyl Butoxide(C)
16. Iodine	Iodine(D)
■ **Antineoplastics**	
Aminopterin(X) Azathioprine(D) Bleomycin(D) Busulfan(D) Chlorambucil(D) Cisplastin(D) Cyclophosphamide(D) Cytarabine(D/C) Dacarbazine(C) Dactinomycin(C) Daunorubicin(D) Doxorubicin(D) Fluorouracil(D) Laetrile(C) Methlorethamine(D) Melphalan(D) Mercaptopurine(D) Methotrexate(D) Mithramycin(D) Procarbazine(D) Teniposide(D) Thioguanine(D) Thiotepa(D) Vinblastine(D) Vincristine(D)	
■ **Autonomics**	
1. Parasympathominetics (Cholinergics)	Acetylcholine(C) Ambenonium(C) Bethanechol(C)

(계속)

(계속)

	Carbachol(C) Demecarium(C) Echothiophate(C) Edrophonium(C) Isoflurophate(C) Neostigmine(CM) Physostigmine(C) Pilocarpine(C) Pyridostigmine(C)
2. Parasympatholytics (Anticholinergic)	Anisotropine(C) Atropine(C) Belladonna(C) Benztropine(C) Biperiden(C) Clidinium(C) Cycrimine(C) Dicyclomine(B) Diphemanil(C) Ethopropazine(C) Glycopyrrolate(B) Hexocyclium(C) Homatropine(C) l-Hyoscyamine(C) Isopropamide(C) Mepenzolate(C) Methantheline(C) Mehixene(C) Methscopolamine(C) Orphenadrine(C) Oxyphencyclimine(C) Oxyphenonium(C) Piperidolate(C) Procyclidine(C) Propantheline(C) Scopolamine(C) Thiphenamil(C) Tridihexethyl(C)

(계속)

(계속)

	Trihexyphenidyl(C)
3. Sympathomimetics (Adrenergic)	Albuterol(C) Cocaine(C) Dobutamine(C) Dopamine(C) Ephedrine(C) Epinephrine(C) Fenoterol(B) Isoetharine(C) Levarterenol(D) Mephentermine(C) Metaproterenol(C) Metaraminol(D) Methoxamine(D) Phenylephrine(C) Phenylpropanolamine(C) Pseudoephedrine(C) Ritodrine(B/X) Terbutaline(B)
4. Sympatholytics	Acebutolol(B) Atenolol(C) Labetalol(C) Mepindolo(C) Metoprolol(B) Nadolol(C) Oxprenolol(C) Pindolol(B) Prazosin(C) Propranolol(C) Timolol(C)
5. Skeletal Muscle Relaxants	Chlorzoxazone(C) Decamethonium(C)
■ **Coagulants/Anticoagulants**	
1. Anticoagulants	Anisindione(D) Coumarin Derivatives(D) Diphenadione(D) Ethyl Biscoumacetate(D)

(계속)

(계속)

	Heparin(C) Nicoumalone(D) Phenindione(D) Phenprocoumon(D) Warfarin(D)
2. Antiheparin	Protamine(C)
3. Hemostatics	Aminocaproic Acid(C) Aprotinin(C)
4. Thromobolytics	Streptokinase(C) Urokinase(B)
■ **Cardiovascular Drugs**	
1. Cardiac Drugs	Acetyldigitoxin(C) Amiodarone(C) Bretylium(C) Deslanoside(C) Digitalis(C) Digitoxin(C) Disopyramide(C) Gitalin(C) Lanatoside C(C) Nifedipine(C) Ouabain(B) Quinidine(C) Verapamil(C)
2. Antihypertensives	Acebutolol(B) Atenolol(C) Captopril(C) Clonidine(C) Diazoxide(C) Hexamethonium(C) Hydralazine(C) Labetalol(C) Mepindolol(C) Methyldopa(C) Metoprolol(B) Minoxidil(C)

(계속)

(계속)

	Nadolol(C) Oxprenolol(C) Pargyline(C) Pindolol(B) Prazosin(C) Propranolol(C) Reserpine(D) Sodium Nitroprousside(C) Timolol(C) Trimethaphan(C)
3. Vasodilators	Amyl Nitrite(C) Cyclandelate(C) Dioxyline(C) Dipyridamole(C) Erythrityl Tetranitrate(C) Isosorbide Dinitrate(C) Isoxsuprine(C) Nicotinyl Alcohol(C) Nitroglycerin(C) Nylidrin(C) Pentaerythritol Tetranitrate(C) Tolazoline(C)
4. Antilipemics	Cholestyramine(C)
■ Central Nervous System Drugs	
1. Analgesics and Antipyretics	Acetaminophen(B) Aspirin(C/D) Aspirin, Buffered(C/D) Etholheptazine(C) Phenacetin(B) Propoxyphene(C/D)
2. Narcotic Analgesics	Alphaprodine(C/D) Anileridine(B/D) Butorphanol(B/D) Codeine(C/D) Dihydrocodeine Bitartrate(B/D) Fentanyl(B/D) Herion(B/D)

(계속)

(계속)

	Hydrocodone(B/D) Hydromorphone(B/D) Levorphanol(B/D) Meperidine(B/D) Methadone(B/D) Nalbuphine(B/D) Opium(B/D) Oxycodone(B/D) Oxymorphone(B/D) Pentazocine(B/D) Phenazocine(B/D)
3. Narcotice Antagonists	Cyclazocine(D) Levallorphan(D) Nalorphine(D) Naloxone(B)
4. Nonsteroidal Anti-inflammatory Drugs	Fenorprofen(B/D) Ibuprofen(B/D) Indomethacin(B/D) Meclofenamate(B/D) Naproxen(B/D) Oxyphenbutazone(D) Phenylbutazone(D) Sulindac(B/D) Tolmetin(B/D)
5. Anticovulsants	Aminoglutethimide(D) Bromides(D) Carbamazepine(C) Clonazepam(C) Ethosuximide(C) Ethotoin(D) Magnesium Sulfate(B) Mephyentoin(C) Mephobarbital(D) Metharbital(B) Methsuximide(C) Paramethadione(D) Phenobarbital(D)

(계속)

(계속)

	Phensuximide(D) Phenytoin(D) Primidone(D) Trimethadione(D) Valproic Acid(D)
6. Antidepressants	Amitriptyline(D) Amoxapine(C) Butriptyline(D) Clomipramine(D) Desipramine(C) Dibenzepine(D) Dothiepin(D) Doxepin(C) Imipramine(D) Iprindole(D) Iproniazid(D) Isocarboxazid(D) Maprotiline(B) Mebanazine(C) Nialamide(C) Nortriptyline(D) Opipramol(D) Phenelzine(C) Protriptyline(C) Tranylcypromine(C)
7. Tranquilizers	Acetophenazine(C) Butaperazine(C) Carphenazine(C) Chlorpromazine(C) Chlorprothixene(C) Droperidol(C) Flupenthioxol(C) Fluphenazine(C) Haloperidol(C) Hydroxyzine(C) Lithium(D) Loxapine(C)

(계속)

(계속)

	Mesoridazine(C) Molindone(C) Perphenazine(C) Piperacetazine(C) Prochlorperazine(C) Promazine(C) Tetrabenazine(C) Thiopropazate(C) Thithixene(C) Trifluoperazine(C) Triflupromazine(C)
8. Stimulants	Caffeine(B) Dextroamphetamine(D/C) Diethylpropoin(B) Fenfluramine(C) Mazindol(C) Methylphenidate(C) Phendimetrazine(C) Phentermine(C)
9. Sedatives and Hypnotics	Amobarbital(D/B) Aprobarbital(C) Butalbital(C/D) Chloral Hydrate(C) Chlordiazepoxide(D) Diazepam(D) Ethanol(D/X) Ethchlorvymol(C) Flunitrazepam(C) Lorazepam(C) Mephobarbital(D) Meprobamate(D) Methaqualone(D) Metharbital(D) Oxazepam(C) Pentobarbital(D) Phenobarbital(D) Secobarbital(D)

(계속)

(계속)

■ Diagnostic Agents
Diatrizoate(D) Ethiodized Oil(D) Evans Blue(C) Indigo Carmine(B) Iocetamic Acid(D) Iodamide(D) Iodipamide(D) Iodoxamate(D) Iopanoic Acid(D) Iothalamate(D) Ipodate(D) Methylene Blue(C/D) Metrizamide(D) Sodium Iodide I125(X) Sodium Iodide I131(X) Tyropanoate(D)
■ Electrolytes
Potassium Chloride(A) Potassium Citrate(A) Potassium Gluconate(A)
■ Nutrients
Hyperalimentation, Parenteral(C) Lipids(C)
■ Diuretics
Acetazolamide(C) Amiloride(B) Bendroflumethaizide(D/C) Benzthiazide(D) Chlorothiazide(D) Chlorthalidone(D) Cyclopenthiazide(D) Cyclothiazide(D) Ethacrynic Acid(D) Furosemide(C) Glycerin(C) Hydrochlorothiazide(D)

(계속)

(계속)

<table>
<tr><td colspan="2">Hydroflumethaizide(D)
Isosorbide(C)
Mannitol(C)
Methyclothiazide(D)
Metolazone(D)
Polythiazide(D)
Quinethazone(D)
Spironolactone(D)
Triamterene(D)
Trichlormethiazide(D)
Urea(C)</td></tr>
<tr><td colspan="2">■ Acidifying Agents</td></tr>
<tr><td colspan="2">Ammonium Chloride(B)</td></tr>
<tr><td colspan="2">■ Antidiarrheals</td></tr>
<tr><td colspan="2">Diphenoxylate(C)
Loperamide(B)
Paregoric(B/D)</td></tr>
<tr><td colspan="2">■ Gastrointestinal Agents</td></tr>
<tr><td>1. Antiemetics</td><td>Buclizine(C)
Cyclizine(B)
Dimenhydrinate(B)
Doxylamine(B)
Meclizine(BM)
Prochlorperazine(C)
Trimethobenzamide(C)</td></tr>
<tr><td>2. Laxatives/Purgatives</td><td>Casanthranol(C)
Cascara Sagrada(C)
Danthron(C)
Docusate Calcium(C)
Docusate Potassium(C)
Docusate Sodium(C)
Lactulose(C)
Mineral Oil(C)</td></tr>
<tr><td>3. Antiflatulents</td><td>Simethicone(C)</td></tr>
</table>

(계속)

(계속)

■ Gold Compounds	
Aurothioglucose(C) Gold Sodium Thiomalate(C)	
■ Heavy Metal Antagonists	
Deferoxamine(C) Penicillamine(D)	
■ Hormones	
1. Adrenal	Betamethasone(C) Cortisone(D) Dexamethasone(C) Prednisolone(B) Prednisone(B)
2. Estrogens	Chlorotrianisene(X) Clomiphene(X) Dienestrol(X) Diethylstibestrol(X) Estradiol(X) Estrogens, Conjugated(X) Estrone(X) Ethinyl Estradiol(X) Hormonal Pregnancy Test Tablets(X) Mestranol(X) Oral Contraceptives(X)
3. Progestogens	Ethisterone(D) Ethynodiol(D) Hydroxyprogesterone(D) Lynestrenol(D) Medroxyprogesterone(D) Norethindrone(D) Norethynodrel(D) Norgestrel(D)
4. Antidiabetic Agents	Acetohexamide(D) Chlorpropamide(D/C) Insulin(B) Tolazamide(D/C) Tolbutamide(D/C)

(계속)

(계속)

5. Pituitary	Corticotropin/Cosyntropin(C) Desmopression(B) Lypressin(B) Somatostatin(B) Vasopressin(B)
6. Thyroid	Calcitonin(B) Iodothyrin(A) Levothyroxine(A) Liothyronine(A) Liotrix(A) Thyrogloulin(A) Thyroid(A) Thyrotropin(C)
7. Antithyroid	Carbimazole(D) Methimazole(D) Propylthiouracil(D) Sodium Iodide I131(X)
■ Sqasmolytics	
Aminophylline(C) Dyphylline(C) Oxtriphylline(C) Theophylline(C)	
■ Antitussives and Expectorants	
1. Antitussives	Codeine(C/D)
2. Expectorants	Guaifenesin(C) Hydriodic Acid(D) Iodinated Glycerol(X) Potassium Iodide(D)

2 수유부에게 영향을 미치는 화학물질 또는 약물

이번 장에서는 수유부에게 영향을 미치는 화학물질이나 약물에 대해 살펴보고자 한다.

일반적으로 알려진 바와 같이 수많은 약물이 산모의 체내에서 대사되고 분포하는 과정을 거치면서 확산에 의해 모유로 이행하게 되지만 일단 출산을 하고나면 이를 방심하기 쉽다.

일찍이 들은 적이 있는, 그리운 엄마의 심장 고동을 확인하면서 젖을 먹는 것은 유아에게 축복의 시기이며 가장 안심할 수 있는 때이기도 하다.

그러므로 유아에게 마음 놓고 안심할 수 있는 모유를 주고 싶은 것이 엄마의 소망이다. 하지만 수많은 약물이 산모의 체내에서 대사되고 분포하는 과정을 거치면서 확산에 의해 모유로 이행하여 유아에게 약물중독이나 내성을 일으킬 수 있다.

그러므로 아기에게 젖을 먹이는 수유부에게 이러한 약물을 사용하면 안 된다.

알코올은 소량이라면 별 문제가 없지만 와인 1병을 다 마신 엄마로부터 수유 중이었던 생후 8일된 유아가 알코올 중독증상을 나타낸 예나, 습관적인 음주를 하는 엄마로부터 수유 중인 유아에게서 저트롬빈혈증, 비만, 성장지연이 나타난 예가 있다.

이와 같이 모유로 이행되는 각종 약물은 중독을 포함하여 유아의 건강에 직접적인 피해를 끼치게 되므로 (1) 수유 시에 절대로 투여해서는 안 되는 약물, (2) 의사의 지시와 관찰 하에서 제한적인 투여가 허용되는 약물, (3) 투여 가능한 약물 군으로 분류할 수 있다.

수유부에게 절대금기인 약물

수유 시 절대 금기인 약물은 코카인이나 마리화나 또는 헤로인과 같은 중독성 마약류와 담배 속의 니코틴이다(이야기 6. 마약 이야기 참조).

1일 20개비 이상의 담배를 피우는 수유부는 모유 속으로 이행된 니코틴에 의하여 유아에게 불면, 설사, 구토, 빈맥, 순환장애가 나타날 수 있다(이야기 3. 담배 이야기 참조).

그리고 맥각알칼로이드(자궁수축제, 편두통치료제), 치과영역에서 많이 사용되는 로도질이나 콤비팜의 주성분인 메트로니다졸, 정신과 약인 암페타민 또는 리튬이나 항암제인 사이클로스포린 같은 약물들도 수유부에게는 금기가 된다.

수유부가 피해야 할 항생물질의 종류로는 린코마이신, 클로람페니콜 및 테라마이신, 미노사이클린, 데메클로사이클린, 독시사이클린 등의 테트라사이클린계 항생물질과 오플록사신이나 노플록사신, 시프로플록사신, 로메플록사신 등의 퀴놀론계 항생물질이 이에 해당된다.

이러한 퀴놀론계의 약물은 유아의 관절발육을 방해한다는 보고가 있다.

테트라사이클린계의 약물은 유아에게 치아착색을 일으킬 수 있고, 클로람페니콜은 골수억제를 일으켜 악성빈혈을 야기할 수 있다.

그 외에도 겐타마이신이나 리보스타마이신 등의 아미노글리코사이드계 항생물질은 유아에게 신장장애와 청력장애를 유발할 수 있으며, 설폰아마이드와 같은 화학요법제는 용혈성 빈혈이나 신생아 황달을 일으킬 수 있으므로 사용금기이다.

또한 수유부에게 투여된 진정제인 디아제팜(상품명: 바리움)에 의해서 유아가 혼수상태가 되거나 체중감소로 이어진 예가 보고되어 있다.

제한적으로 투여가 가능한 약물

유아에게 부작용을 일으킬 가능성은 있으나 제한적인 투여가 가능한 약물들은 아스피린, 모르핀, 코데인 등의 진통제와 테그레톨 같은 항 전간제, 수면제인 페노바르비탈이나 펜토바르비탈, 진정제인 디아제팜, 로라제팜, 항 고혈압약과 같은 약물들이다.

갑상선 질환이나 소독제 등으로 사용되는 요오드화합물 또는 시메티딘과 같은 위산분비억제제도 주의해서 투여해야만 되는 약물 군에 속한다.

비타민 D도 모유로의 이행률이 높아 유아에게 고칼슘혈증을 일으킬 수 있다.

필요시 투여가 가능한 비교적 안전한 약물

대부분의 페니실린계 또는 세파계의 항생제와 소화효소제, 제산제 등은 수유부에게 사용이 가능하다.

그리고 여러 종류의 진통소염제(NSAIDs- 나프록센, 이부프로펜, 케토프로펜, 플루비프로펜, 인도메타신, 피록시캄 등)와 해열진통제인 아세트아미노펜, 부신피질 호르몬제제(프레드니솔론, 덱사메타손, 베타메타손 등)나 카페인 등도 수유부에게는 비교적 안전한 약물로 간주되고 있다.

국소마취에 사용하는 리도카인류는 그 안에 포함된 아드레날린, 즉 에피네프린과 함께 임신부에게 신중투여 하도록 분류되어 있으나 일반적으로 치과치료를 목적으로 사용하는 소량의 리도카인은 별 문제를 일으키지 않는 것으로 밝혀져 있다.

국소마취에 예민한 수유부에 대한 대처

생후 2개월 된 아이를 둔 수유부 발치를 진행하는데 그녀는 마취를 위해 사용한 국소마취제에 대해 많은 걱정을 한다.

의학적으로 발치를 할 때 사용하는 국소마취제의 양은 엄마에게나 아이에게나 거의 영향을 미치지 않는다고 간주한다.

그러나 걱정하는 엄마에게 단순히 '괜찮다' 고 대답을 하기에 시대는 너무 진보했다고 생각된다. 그 정도의 설명으로는 납득하지 않는 엄마들이 증가하고 있기 때문이다.

이에 대한 대책은 국소마취제가 대사과정을 거치는 시간인 국소마취 후 5시간 정도는 수유하지 않도록 하는 것이다.

만일 치료 전에 그러한 걱정을 하는 수유부에게는 미리 모유를 짜 냉장고에 보관했다가 5시간 이상 그 모유로 수유하는 방법도 추천 가능한 방법이다.

표 2-6. 모유 속에 이행되어 유아에게 영향을 미치는 약물

	약제(일반명)	유아에게 미치는 영향
중추신경계작용제	Benzodiazepine계 약	기면, 체중감소, 대사산물의 축적에 의한 신생아황달
	일부의 소염진통제	간질 같은 경련, 발진
항생물질 또는 화학요법제	Chloramphenicol	골수억제의 가능성
	Sulfonamide 계	G-6-PD 결손유아에서 용혈성빈혈, 고빌리루빈혈증
	Nalidixic acid	G-6-PD 결손유아에서 용혈성빈혈, 황달
	Nitrofurantoin	G-6-PD 결손유아에서 용혈성빈혈
알코올	다량의 알코올	알코올중독증상, 저프로트롬빈혈증
기타 약제	내복용 항응고제 카로틴 비타민 D	술후의 출혈 카로틴혈증 고칼슘혈증

※치과임상 약 매뉴얼(대한나래출판사; 대한치과약리학교수협의회, 2007)에서 인용

이야기 6 마약 이야기

임신 중의 마약 투여는 태아와 모체 모두에게 해롭다. 특히 태아에게 미치는 마약의 악 영향은 투여받는 마약의 종류에 따라 다르지만 재태 기간의 감소, 체중감소, 출생 후의 금단증상에 의한 불면, 신경과민, 영아돌연사 등을 일으킨다.

우리나라에서는 임산부의 마약사용이 흔치 않지만 세계적으로 비교적 쉽게 접할 수 있는 마약의 종류에 따라 임신부와 태아에게 미치는 영향은 다음과 같다.

마리화나

마리화나(marijuana; 대마초)는 태반을 통과한다. 임신동안 사용하면 재태기간이 짧아지고 자궁 내 성장지연을 초래한다(Wagner et al., 1998).

어떤 연구자는 태변착색 빈도가 더 높다는 것을 발견했다고 보고했다(Farnaroff & Martin, 1997).

또 어떤 연구자는 마리화나 사용과 신생아의 출산 시 체중감소, 키와 선천성 기형 발생의 빈도와 어떤 관련이 있다고 하였다. 그러나 결과는 일치하지 않았다(Lee, 1998).

마리화나의 영향에 관한 가장 심각한 문제점은 복합약물 사용에 의한 것으로 비이성적인 혼용에 의한 마리화나, 담배, 술, 코카인 등의 해로운 영향이 한꺼번에 발생하는 것이다.

코카인

코카인(cocaine)은 태반을 통과하고 모유로 이행된다. 그러므로 임신 중에 코카인을 사용하면 태아에게 영향을 미치며 수유 중에 사용해도 신생아에게 중독을 일으킬 수 있다.

태아에게 미치는 코카인의 영향은 출산 전 발달부전으로 인한 장기의 경색, 수신증, 요도하열, prune belly 증후군(팽만되고 축 늘어진 복부, 신장 기형), 선천성 심질환, 두개결함, 공장폐쇄, 사지부전 기형 등을 유발한다.

코카인을 남용하는 임부에서 태어난 영아는 주산기 사망률의 증가, 자궁 내 성장 지연, 조산, 작은 머리둘레, 신경학적 기형 등의 위험이 증가한다(Bennett, 1999; Chiriboga et al., 1999).

코카인 의존 신생아는 마약성 진통제에 노출된 신생아에서 볼 수 있는 금단증상을 경험하지는 않으나 약물의 신경독성의 영향으로 더 힘들어 한다. 코카인 노출증상은 일부 헤로인 금단과 같은 특성을 지니고 있으나 아주 다양하며 영아 돌연사 증후군의 위험도 더 높다(Plessinger & Woods, 1998).

코카인에 노출된 영아는 자극에 대한 반응능력도 제한된다고 한다.

펜시클리딘

"Angel Dust"라고도 부르는 펜시클리딘(phencyclidine; PCP)은 임부에게 손상의 위험을 증가시키며 태아에게도 영향을 준다.

사용자는 PCP를 복용한다는 사실을 모를 수도 있는데, 그것은 자주 다른 약으로 사칭되거나 다른 약에 혼합되어 있는 경우가 많기 때문이다.

PCP는 태반장벽을 넘어 태반을 통과하며 모유로도 이행된다. PCP에 노출된 영아는 안절부절, 불안감, 과도 긴장 등과 같은 이상한 행동을 나타낸다(D' aplito, 1998).

헤로인

헤로인(heroin)은 태반을 통과하여 태아의 자궁 내 성장지연을 초래한다. 이처럼 헤로인은 태아의 성장지연에 직접적인 효과를 끼친다. 그러나 성장지연을 일으키는 기전은 분명하지 않다.

헤로인 사용 임신부의 사산율은 증가하지만 이에 의한 선천성 기형은 별로 증가하지 않는다.

임신부의 헤로인 섭취로 인한 가장 중요한 의학적 합병증은 조산을 유발하는 것이다. 다른 위험은 태아의 신체적 의존성의 증가와 함께 B형과 C형 간염 및 HIV를 포함한 감염의 노출위험이 증가한다는 것이다. 이는 임신부의 감염환경에 대한 노출의 빈도증가에 의한다.

헤로인을 상습적으로 사용하던 모체의 투여중단은 태아의 금단증상을 유발하여 태아사망까지도 초래할 수 있다(Kaltenbach, Berghella & Finnegan, 1998; Wagner et al., 1998).

임신초기인 임신 1기에 시행하는 헤로인 중독 임부의 헤로인 투여중단은 자연유산의 위험을 증가시키며, 임신 32주 이후에는 금단성 태아질식의 위험 때문에 투여중단을 시키지 못한다(Kaltenbach et al., 1998).

그리고 헤로인에 중독된 산모에게서 태어난 영아의 50~80%가 출생 후 24~72시간 내에 일반적인 금단 증상을 나타낸다(Wagner et al.,1998).

그 증상은 모체의 중독기간, 약 투여량, 출산 전 투여시기 등에 의해 결정된다. 헤로인이나 메사돈을 상용한 모체의 신생아에게서 나타나는 금단증상은 서로 유사하다.

처음에 영아는 우울증이 나타나며 이어서 신경과민과 과다행동, 날카롭고 찢어지는 듯한 지속적인 울음, 건반사 증가, 모로반사의 감소, 잘 빨지 않고 먹지 않으면서 호흡수 증가, 구토, 설사, 저체온, 고체온, 발한 등이 나타난다.

조용한 수면의 부재와 활발한 수면의 장애가 나타나는 비정상적인 수면주기도 나타난다(Fanaroff & Martin, 1997).

심한 금단문제를 가지고 있는 영아의 경우 다른 영아들보다 영아 돌연사 증후군의 발생빈도가 5~10배가 더 높다. 금단증상을 치료하지 않으면 구토, 설사, 탈수, 무호흡, 경련 등이 나타나고 사망할 수도 있다.

이에 대한 치료는 개별적으로 이루어야 한다. 탈수와 전해질 불균형의 예방과 치료도 동시에 시행되어야 한다.

영아 금단증상의 치료를 위해서는 phenobarbital, paregoric(합성 아편팅크제), diazepam 등이 단독 혹은 복합으로 사용된다.

메사돈

합성 아편제제인 메사돈(methadone)은 1965년 이래 헤로인 중독 환자에 대한 선택적 치료제로 사용되어 왔다. 그래서 헤로인을 사용하는 것보다는 더 좋은 산전간호와 생활양식을 갖게 해주는 메사돈 사용 임신부에서 태어나는 영아의 수도 점점 증가하게 되었다(Fanaroff & Martin, 1997).

메사돈이 태아에 미치는 영향으로 인해 임신기간 동안 메사돈 치료의 이점에 반하는 여러 가지 문제가 제기되었다.

영아에게서 나타나는 메사돈 금단 증상은 헤로인 금단과 비슷하나 더 심하고 오래가는 경향이 있다.

더욱이 발작을 일으키는 빈도도 더 높다. 발작은 생후 7~10일 사이에 나타난다. 메사돈 금단 증상이 있는 영아는 헤로인 금단에서 보는 것과 유사한 불안수면 양상이 있다.

하지만 메사돈 금단증상을 나타내는 영아는 헤로인 금단증상을 보이는 신생아보다 출생 시 체중이 높고 재태 기간도 적절하며 선천성 기형의 빈도도 증가하지는 않는다.

메사돈에 의한 후기(late-onset) 금단은 출생 후 2~4주에 발생하고 수주 또는 수개월 동안 지속된다. 이러한 영아에서 영아 돌연사 증후군(SIDS)의 빈도가 더 높다.

메사돈 금단증상의 치료는 헤로인 금단증상에 대한 치료와 유사하다.

메사돈 금단증상이 있었던 신생아의 추후 추적연구에서 활동과다, 학습과 행동장애 및 사회적 적응장애의 빈도가 높다는 사실도 밝혀졌다(Fanaroff & Martin, 1997).

이야기 7 수면제 이야기

불면증이나 신경과민에 흔히 사용되는 수면진정제인 Phenobarbital과 같은 수면진정제를 임신부가 사용했을 때 수면진정제의 성분은 빠르게 태반장벽을 통과하여 태아의 간과 뇌에 고농도로 분포한다.

임신 시에 이와 같은 수면 약을 습관적으로 상용하는 경우 유아에서 나타날 수 있는 수면 약에 의한 중독증상은 일반적으로 출산 후 2~14일 후에 발현한다.

수면 약에 중독된 영아는 간과 뇌의 대사율이 떨어지기 때문에 안절부절, 울음, 딸꾹질, 수면감소 등을 초기 반응으로 나타내며, 2단계에서는 극도로 배고픔, 역류, 잦은 구역질, 불안감, 발한, 불안정한 수면 양상 등을 보인다. 유아에서 나타나는 수면약 중독증세의 지속기간은 생후 약 2~4개월이다.

이에 대한 치료는 심리적 안정을 얻도록 신생아를 감싸 안아주며, 특히 모유로 자주 수유하고 유해한 외부 자극으로부터 적극적으로 보호하는 것이다.

이와 같은 안정요법을 사용해도 증상이 개선되지 않으면 신생아에게 Phenobarbital을 투여하면서 증상을 조절한 후에 서서히 용량을 줄여가며 약물요법을 중단하도록 한다(Fanaroff & Martin, 1997).

이야기 8 톡소플라스마 이야기

임신 초기 동안에 일어날 수 있는 여러 가지 병인균에 의한 모체의 감염은 신생아에게 다양한 선천성 기형과 장애를 초래할 수 있다.

임신중에 일어나는 모체 감염 중 가장 흔하고 잘 알려진 질환은 TORCH 감염이다.

TORCH(TORCH infection) 감염은 톡소플라스마증, 다른 감염(임균, 매독, 수두, 간염 B바이러스, HIV), 간염(A, B형), 풍진바이러스, 거대세포성 바이러스, 단순포진 바이러스 감염 등을 총칭하여 말한다.

그 중 단순포진 바이러스는 신생아에게 매우 심하고 흔한 전신성 질환을 초래한다.

단순포진이나 대상포진 같은 바이러스에 의한 포진성 감염은 흔히 신생아의 신경계 결함이나 맥락망막염을 초래한다. 그 밖의 선천성 감염은 소두증, 두개골내 화골화, 소안구증, 백내장 등을 포함한 다양한 기형을 초래하는 뇌질환을 일으킨다.

이러한 감염에 의해 나타나는 다양한 임상증상의 범위는 여러 가지 증후가 중복되는 경우가 많다. 이를 감별진단하기 위해서는 특수 항체조사와 같은 임상결과에 의거한 진단이 이루어져야 한다(Fanarogg & Martin, 1997).

특히 태아에게 심각한 영향을 미치는 TORCH 감염증 중 가장 빈번히 발생하는 톡소플라스마증(toxoplasmosis)은 toxoplasma gondii라는 원충류에 의해 발생되는 다발성 전신성 질환이다.

통계를 보면 보존 처리된 식품이나 날 음식, 덜 조리된 육류 등을 즐겨 먹는 여성은 톡소플라스마증에 이환될 위험이 다른 임신부보다 높다. 비록 드물기는 하지만 개나 고양이, 조류와 같은 애완동물에 의한 감염의 위험도 있다.

톡소플라스마증의 또 다른 중요한 감염의 위험요인은 흙과의 접촉이나 미국, 유럽 및 캐나다 지역으로의 여행이다(Cook et al., 2001).

임신기간 중 톡소플라스마증에 감염된 여성의 30%는 그들의 자녀에게 질병을 전파한다(Lynfield & Guerina, 1997).

이러한 과정에 의해 모체로부터 태아에게 전파되어 일어나는 감염비율은 모든 임신의 0.07~0.11%에 이를 정도로 심각하다(Beazley & Egerman, 1998; Boyer, 1996).

신생아의 톡소플라스마증 진단은 제대 혈청의 IgM 수치로 평가하여 확진한다.

실제로 감염된 신생아의 70% 이상은 임상적인 증상이 없다. 신생아 톡소플라스마증의 임상적 특징은 영아의 거대세포봉입체 질환과 유사하다.

포진성 바이러스 감염이나 톡소플라스마증과 같은 두 가지 질환은 주산기에 심한 이환율과 사망률을 나타내는데 이환된 신생아의 10~15% 정도는 사망하고, 50%는 1년 이내에 시력장애를 초래하며, 85%는 2~4세 사이에 심각한 전신운동장애와 정신지체를 보인다.

심한 톡소플라스마증은 조산, 성장지연, 소두증, 수두증, 맥락망막염, 혈소판 감소증, 중추신경계 석회화, 황달 및 발열이 특징적으로 나타난다.

어떤 경우에는 점상출혈과 반점상 발진도 초래한다. 그러나 일부 임상증상은 오랫동안 발현되지 않을 수도 있다.

톡소플라스마에 감염된 영아는 경구용 설파제와 Primethamine으로 치료하며, 치료시에 병용하는 엽산제제는 치료제에 의해 야기되는 빈혈 예방에 필요하다.

3 치아의 생성이나 발육에 영향을 주는 요소

내인적인 치아이상

유치의 석회화는 태생 4~5개월 사이에 이루어지기 시작하며 임신기간 동안 유전치의 치관은 생성이 거의 완료된다.

그리고 유아에서 돋아나는 보통의 건강한 유치는 청백색 혹은 유백색을 띠나 어떤 경우에는 때로는 노란색, 갈색, 청색, 핑크빛 등 비정상적인 색조를 보이는 경우가 있다.

유치의 색깔이 청색 등 비 정상적인 것은 특정한 선천적 질환, 즉 포피린증이나 낭포성 섬유종 등이 원인이 되어 발생하기도 한다.

테트라사이클린 변색

만약 임신 4개월째부터 출생 후 9개월 이내의 수유기동안 산모나 아기에게 테트사이클린계의 항생제를 투여하게 되면 2살 때 맹출하는 유전치에서 이 약물의 침착으로 인한 황색 또는 황갈색의 변색을 일으킨다는 사실은 매우 잘 알려져 있다.

대부분 교합면과 치경부 1/3 부위에 나타나는 그러한 황색변화는 심한 경우 치아의 형태이상까지 야기시킬 뿐만 아니라 임신부에게도 테트라사이클린계의 항생물질로 인한 캔디다성 질염이나 신장장애를 유발할 수 있다. 그러므로 임신 중에는 테트라사이클린과 같은 약물의 섭취를 금해야 한다.

치아의 형태이상이나 선천적 결손

약물이나 감염의 결과가 아닌 형태이상도 종종 발견된다. 유치열에서는 두 개의 치아가 서로 붙어있는 모습인 유합치나 쌍생치 등이 흔히 발견되나 약물 또는 질환과 관련이 있는 것은 아니다. 단 이러한 치아는 계승 영구치도 유합치로 돋아나거나 결손될 가능성이 있다.

치아의 숫자가 정상보다 적은 결손치아는 숫자가 더 많은 과잉치에 비하여 나타나는 빈도가 더 잦다.

유치는 보통 영구치보다 이상이 발현하는 빈도가 적으므로 치아결손의 비율도 영구치보다 낮다. 유치의 결손이 나타나는 빈도는 대개 0.9~1.2%

사이로 보고되고 있다.

하지만 영구치의 결손율은 유치의 경우보다 많아서 사랑니를 제외하고도 약 2.5~3.9%로 보고되어 있으며, 특히 상악 전치부와 하악 제2소구치부에서 흔히 나타난다.

이러한 선천적 결손의 원인은 계통발생학적인 퇴화 현상의 하나라고 설명할 수 있지만 상악 측절치의 결손은 열성유전에 의한 경우가 많지만 임신 중 태아의 감염이나 영양장애 또는 외상 등이 원인으로 작용하는 경우도 흔하다.

단순히 치아의 석회화 과정에서 이상이 생겨 치아의 형성부전이 나타나기도 한다. 이러한 경우에는 치아의 표면이 불규칙하게 함몰되어 있거나 돌출된 부위 등이 발견된다.

그러한 현상이 나타나는 원인은 첫째가 모체의 영양결핍이다. 즉 비타민 A, C, D 등의 결핍이나 칼슘, 인 등의 부족으로 발생하는 경우가 많지만, 산모의 중금속 중독 또는 신생아의 신장질환이나 선천성 알레르기가 원인이 되는 예도 있다.

특이한 점은 정신적인 미숙아의 경우에 치아의 형성부전증이 빈번히 발견된다는 사실이다. 이러한 경우에 관심을 끄는 것은 치아의 법랑질 형성시기와 뇌손상이 유발되는 시기에는 밀접한 관계가 있어서 법랑질 형성부전을 진단함으로써 뇌손상이 어느 시기에 발생했나를 추정하는 단서가 되기도 한다는 것이다.

그 외에 유치가 빠질 시기가 되면 내면의 흡수가 일어나 붉은빛을 띠는 핑크 치아가 되기도 하나 대부분 별 문제가 없는 것들이다.

선천적 감염으로 인한 형성부전

태반감염으로 인한 선천적 질환, 즉 매독을 일으키는 스피로헤타균에 감염되었을 경우에 치아의 형성부전이 나타난다.

즉, 태반을 통하여 임신 5개월 이후에 매독이 태아에게 전염되는데 이렇게 감염된 상태로 태어나는 신생아는 선천성 매독의 여러 가지 증상을 보인다.

이러한 증상들로 뇌신경장애, 내장이나 피부점막의 병변, 치아의 이상 등을 나타내지만 특히 치아의 이상 때문에 구강검사로 발견되는 경우가 많다.

이러한 치아의 변형은 나선균 혈증에 따르는 형성부전이 그 원인이 되며 상 · 하악 전치에서 전 · 후 폭경이 증가하고, 절단면의 폭이 좁아지며, 절단면이 오목하게 파여 들어간 허친슨 중절치를 형성하게 된다.

영구치 중에서도 생후 1년 내에 석회화가 시작되는 중절치와 대구치에서만 이상을 나타내는데 제1대구치는 작고 미성숙된 교두를 갖는 축소된 치관의 모습을 나타내며, 전체적으로 딸기 모양의 구치(mulberry molar) 양상을 보인다.

선천성 매독환자의 45%가 이러한 특징을 갖는 매독성 전치를 보유하며 22%에서 매독성 mulberry molar를 갖는다.

이러한 치아변화는 태생 4개월 이전에 매독에 대한 적절한 항생제 치료를 받으면 예방된다. 그 외에도 구강주위의 주름살 같은 피부균열증은 선천성 매독환자의 약 15%에서 발현한다.

이 주름은 구강과 항문 주변에서도 발견되며 성장함에 따라 입과 항문을 중심으로 방사형으로 발달된다.

불소에 의한 형성부전(반상치)

만일 임신부나 어린이가 사용하는 식수에 높은 농도의 불소가 함유되어 있다면 치아의 다갈색 변색과 형성부전을 동반하는 반상치가 나타나며, 이 반상치는 충치에 대한 저항력이 강한 특성을 갖게 되는데 이것은 일종의 환경적 효과로 볼 수 있다.

치아 법랑질의 형성 후기, 특히 법랑질 성숙기에 불소가 들어있는 물과 음식을 섭취함으로써 불소에 치아가 노출되면 법랑질 안에 불소 농도의 기울기가 나타난다. 표면 법랑질의 불소 농도가 증가하면 치아우식증에 대한 치아 표면의 저항력이 증가한다. 즉 불소이용이 치아의 수산화인회석 결정 안으로 치환되면 인회석 결정을 더욱 치밀하고 안정적으로 조성하여 충치에 강한 저항성을 갖게 되는 것이다. 그러나 과량의 불소 이온 침착은 치아 변색이나 형성부전을 나타내는 이상 결정을 유도하게 된다.

불소는 지역에 따라 농도가 다르게 나타나서 어느 지방에서는 주민전체가 불소에 의해 갈색으로 변색된 치아를 갖고 있는 경우도 있다.

이러한 반상치가 심하면 치아가 저절로 부스러지기도 하는데 수돗물에 적당량의 불소를 넣어주면 충치의 발생률을 현저히 낮출 수 있으나 이러한 부작용 또는 전신적인 영향을 나타낼 수 있는 과잉섭취에 대한 우려 때문에 환경단체들이 수돗물의 불소화에 반대하고 있는 것이다.

실제로 1990년에 미국의 42개 대도시에서 수돗물에 불소를 첨가하여 충치를 예방하고 있으며, 생수에 포함된 불소를 포함하면 미국 인구의 약 62%가 불소화된 음용수를 마시고 있다.

사실상 태어나서부터 계속하여 0.7~1.2 ppm의 불소가 포함된 수돗물을 사용한 어린이에게는 치아우식증이 불소를 넣지 않은 수돗물을 마신 대조군에 비해 통계상 40~60%나 감소된 것으로 나타났다.

보통 수돗물에 포함시키는 불소의 양은 1 ppm 정도가 적당하나 따뜻한 지역 또는 여름철에는 물소비량이 상승하므로 0.6~0.7 ppm 정도로 농도를 낮추어 줄 필요가 있다. 그리고 병에 든 음용수나 생수의 경우 미국식품의약품안정청은 '음용수 안전에 관한 법' 에 의하여 4 ppm 이하의 불소만을 함유하도록 규정했다.

보통 치아에 얼룩이 생기는 반상치는 충치를 예방하는 데 필요한 불소의 양보다 지속적으로 3~4배나 초과되는 용량에 노출되는 경우 발생한다.

2 ppm 이상의 불소 농도에 노출되면 치아는 하얗게 되거나 흰 반점들이 나타나며, 4 ppm 이상에서는 갈색 색소침착이 나타난다. 이보다 다량의 불소가 장기적으로 섭취되면 치아의 형태이상이 야기되어 우식증이 더욱 잘 발생할 뿐만 아니라 골격조직과 신장 기능의 장애도 유발한다.

만일 10 ppm 이상의 불소에 장기 노출되면 불구가 될 정도의 골격불소침착증이 일어난다. 골격불소침착증이 되면 목이나 척추의 인대에 석회화가 일어나면서 전신의 뼈가 충격에 의해 쉽게 부러진다.

이야기 9 언청이 이야기

언청이, 즉 토순은 구순열(cleft lip)이나 구개열(cleft palate)을 총칭하는 말이다.

토순은 일차적으로 태아의 발육과정에서 구개가 융합하지 못함으로써 입술이나 구개에 흔히 일어나는 선천성균열이나 개구이다.

이처럼 구개가 융합되지 못하면 한 가지 이상의 기형이 발생하고, 비강기형도 발생할 수 있다. 토순이나 구개열은 대부분 치과의사들에 의하여 구강외과적 및 성형외과적 수술이나 보철수복 치료가 가능한 영역이다.

구개열이 있는 토순 혹은 없는 토순은 대략 새로 태어나는 신생아 800명 중 1명 정도의 확률로 발생한다(Balasubrahmanyam et al., 1998).

대부분의 경우 구개의 기형은 주로 구순열과 함께 발생하지만 구개열만 단독으로 발생하는 경우는 신생아 2,000명당 1명 정도에서 볼 수 있다(Balasubrahmanyam et al., 1998).

발생 빈도는 아메리카 원주민과 아시아인들에게서 가장 높게 나타나고, 아프리카계 미국인들에게서는 가장 낮다. 그러나 남아메리카에서는 상당히 높은 비율로 발생한다.

선천성 구개열은 여아에게 더욱 흔하고 어떠한 증후군의 한 증상으로도 자주 발현한다. 이러한 기형이 발생하는 원인은 다양한 유전적 요소와 일부의 환경적 요소에 의한다.

즉 언청이가 발생하는 원인은 다양한 유전적 요소와 일부의 환경적 요소가 관련된다.

환경적 요소로는 산모의 감염이나 방사능 노출, 담배와 알코올 섭취, 스테로이드 호르몬 제제, 신경안정제, 항경련약제와 같은 약물투여가 관련이 있다는 사실이 밝혀졌다(Bender, 2000; Mitchell & Wood, 2000).

특히 임신 시의 흡연은 구순열과 구개열의 위험을 50%나 상승시키는데 이때의 위험 상승률은 피운 담배 수와 직접적으로 비례하여 증가한다(Chung, 2000).

구순열이나 구개열 환자에게서 나타나는 결손은 입술의 간단한 절흔에서부터 코벽으로 이어지는 입술의 완전한 분리에 이르기까지 다양하다.

이 결손은 목젖에서의 균열부터 경구개와 연구개의 완전한 균열까지도 발생된다. 이러한 균열이 일어나는 위치는 얼굴의 한 쪽 방향이나 양쪽 방향 또는 정중선에 위치할 수도 있다.

토순을 봉합하기 위해 실시되는 의학적 처치의 유형이나 수술의 심도는 구순열이나 구개열의 경우와 같이 균열의 정도에 따라 다르다.

토순의 수술요법은 거의가 치과영역의 구강외과적 수술로 이루어지는데 일차수술 시기는 영아가 건강하고 감염의 위험이 없는 출생 후 6~12주의 기간에 주로 행해져야 한다.

구강외과적 수술기법의 발달로 한쪽만의 토순이 있는 아동은 거의 정상적인 외모에 가깝게 교정되지만 수술치료의 결과는 결손의 심각성 정도에 따라 다르며 심한 양측 토순은 일차적 수술 후에도 기능치료를 포함한 계속적인 단계별 적응치료가 필요하다.

토순의 경우 입술로 유륜 주위를 감쌀 수 없으므로 정상적으로 수유하기가 어렵다. 구개파열은 수유 시 흡인을 유지할 수 있는 진공상태를 만들지 못하게 한다.

또한 정상적으로 흡인하고 삼킬 수 없는 이유 중의 하나는 비강이나 인후부로 우유나 모유가 흘러나가기 때문이다. 이와 같은 경우에는 우유가 기관지로 흡입되어 기도를 유지하는 데 어려움을 줄 수도 있다.

수유 시 어려움의 정도는 균열의 크기에 따라 다르지만 수유문제는 구순열보다 구개열이 있는 영아의 경우에 더욱 심각하다.

모유수유가 일부 영아들에게는 우유를 먹이는 것보다 성공적일 수 있다. 우유를 수유하는 경우에 이용할 수 있는 특별한 젖꼭지나 젖병, 기구들이 고안되어 있다.

모유수유가 일부 영아들에게는 우유를 수유하는 경우보다 더욱 성공적일 수 있다.

구강외과적인 일차적 수술 이후에 단계적으로 이루어지는 적응치료는 결손된 부분의 발달이 어느 정도 완성되어 가는 생후 6~28개월경에 시작한다.

이와 같은 조기 적응치료는 구개결손이 있는 영아에게 발생할 수 있는 심리 및 언어문제를 잘 적응되도록 도와주거나 완화시키는 효과가 있다.

구순열이나 구개열이 있는 어린이인 경우에는 미용과 관련이 있을 뿐만 아니라 기능적인 장애를 유발하는 결손이기 때문에 더 많은 관심과 의학적 지원이 필요하다.

선천성 구순열이나 구개열을 갖고 태어난 영아가 안고 있는 미관적, 기능적 또는 심리적인 문제뿐만 아니라 이로 인하여 성장기간 내내 부모와의 정상적인 유대까지 방해되기 쉽다는 것을 이해한다면 치과의사는 흡연이나 약물남용과 같은 후천적 토순 유발인자로부터 임신부와 태아를 보호하기 위한 노력을 아끼지 않아야 될 것이다.

제 3 장

임신시의 구강질환

임신으로 인한 호르몬의 불균형과 이에 연관된 신체내의 생화학적 변화는 점막하 결체조직에 이상을 일으켜 구강점막의 과민성 반응을 촉발한다. 과민해진 구강 내 점막에 감염이 일어나거나 물리적인 자극을 받으면 임신성 치은염이 되고 이것을 방치하면 보통사람보다 더욱 빨리 급성치주염으로 진행되어 발치가 불가피한 상황이 생길 수 있다.

임신부의 구강건강에 문제가 되는 첫 번째 치과질환은 치주질환(각종 잇몸질환, 임신성 치은염 등을 통칭)이다.

1 임신성 치은염

임신 초기에 흔히 나타나는 임신성 치은염은 주로 임신 중에만 볼 수 있는 것으로 특히 구강청결 상태가 나쁠 때 더 많이 발생된다. 이 임신성 치은염의 증상은 잇몸조직이 비정상적으로 증식하여 마치 딸기조각처럼 보이는 것이다.

이와 함께 나타나는 특징은 구취와 치은연하의 출혈이며 전체적으로 구강 내가 불결해진다.

이러한 증상은 보통 임신 2개월경부터 발현하는 증례가 많으며 치은조직의 울혈 또는 충혈, 그리고 부종성 종창이 흔히 관찰된다. 첫 임신인 경우에 특히 많이 발생한다.

어떤 경우에는 혈관분포가 매우 높은 조직이 잇몸에 돌출되는데 이것을 임신성 종양이라 부른다. 임신기간이 경과되면서 상태가 점점 심해지면 임신성 종양으로 부풀어진 잇몸이 치아를 둘러쌈에 따라 치아가 다른 위치로 밀려나거나 완만하게 흔들리는 증상을 나타내게 된다.

통계적으로 보면 대부분의 임신부에게서 임신성 치은염이 발생되며, 발생빈도와 그 정도는 임신 2개월부터 증가되기 시작하여 8개월 째 최대이고, 임신 마지막 달에는 현저한 감소추세를 보인다.

전체 임신부의 약 30% 이상에서 나타나는 발생빈도를 보인다. 임신 전부터 치은염에 이환되어 있는 임신부는 악화되는 경향이 강하다.

임신성 치은염의 치료는 먼저 칫솔질 지도부터 시작한다. 치은출혈에 대한 효과적인 대처로 차터법(Charter), 스틸만법(Stillman)으로 칫솔질을 시행하도록 하고 치실이나 러버팁 등도 병용하도록 한다.

이와 같이 칫솔질에 의한 치태조절이나 치은마사지를 통하여 치은염이 어느 정도 개선되면 차선치료로 스케일링이나 치근활택술을 실시한다.

그리고 평소의 구강위생관리에 철저를 기하도록 추가 교육이 필요하다.

2 임신종양

임신종양 또는 임신성 육아종이라고도 불리는 잇몸질환이다. 전체 임신부의 약 1% 정도의 발생빈도로 나타난다.

보통 임신 3개월경부터 발증하며, 모세혈관이 풍부하므로 혈관종성 epulis나 육아종성 epulis와 유사하다. 병소는 다른 epulis와 같이 치간 유두부에 국한되며 광기성(廣基性)이고 표면은 매끄럽거나 요철상태를 보인다.

대합치 또는 음식물의 접촉으로 표면에 궤양, 미란, 압흔이 관찰되는 증례도 있다. 서서히 증대되며 임신 후기에 최대가 된다.

출산 후 축소되거나 자연 소실되는 증례도 있으므로 출산 후의 추적관찰도 필요하다.

초기 증례는 치태조절 등으로 구강위생 상태를 개선하는 데 힘쓴다. Epulis를 혀, 손가락으로 압박하지 않도록 하고 자극을 주지 않는다. 증대속도가 빠르고 저작 장애가 있는 증례는 절제술을 시행하도록 한다.

절제한 조직은 병리조직검사를 의뢰하여 큰 문제가 없음을 확인하도록 하고 임신부에게서 흔히 관찰되는 증례이니 걱정하지 말라고 안심시킨다.

"종양"이라는 표현은 필요 이상의 불안을 주므로 가능한 한 사용하지 않는 것이 좋다.

보통의 경우 임신성 치은염은 출산을 하고 나면 그 정도가 뚜렷이 감소하지만 이미 약해진 잇몸조직의 정상회복을 위해서는 반드시 스케일링과 잇몸치료를 받아야 할 것이다.

또한 임신기간 중 성장하는 태아에 대한 칼슘의 공급을 증가시키기 위하여, 그리고 갑상선이나 부갑상선을 포함한 내분비계의 변형된 활동 때문에 인체의 뼈조직으로부터 칼슘이 빠져나가게 되며 이것이 2차적으로 턱뼈의 탈회를 유발할 가능성이 있다고 한다.

비록 임신 중이라 해도 치아의 딱딱한 부위로부터 칼슘분이 빠져나가지는 못하는 것으로 간주되고 있다.

이야기 10 칼슘 이야기

출생 직후 신생아의 체내에는 약 30g의 칼슘이 있다. 임신기간을 300일로 치면 1일 평균 100mg의 칼슘이 모체에 축적된다.

임신 초기에는 골과 같은 경조직이 형성되지 않으므로 실제로는 임신 후기에 이르면 1일 150mg 정도의 칼슘이 축적될 것으로 예측할 수 있다.

이 칼슘은 모두 모친의 혈액에서 공급되므로 임신 중에는 칼슘을 매일 900mg, 수유 중에는 매일 1,100mg을 섭취하는 것이 타당할 것이다.

성장이 약 20세에 멈춘다고 생각하면 성인 체내에는 1kg(1,000g)의 칼슘이 있으므로 탄생 후(1,000g-30g=) 970g의 칼슘을 축적하려면 1일 평균 125mg의 칼슘을 경조직에 축적해야 한다. 아울러 유아(乳兒)는 1일 400mg, 성장기에는 1일 500~900mg, 성인은 1일 600mg을 섭취하는 것이 좋다고 한다.

체내 칼슘의 99%(990g)는 경조직(골 · 치아)에 있으며, 나머지 1%(10g)는 연조직에 있다.

우유 100ml 중에는 100mg의 칼슘이 포함되어 있는데 반해 인간의 혈액 중에는 100ml 속에 10mg(우유의 1/10)의 칼슘이 들어 있다. 이것은 매우 이해하기 쉬운 기준이 된다.

체내의 생리적 활동을 위하여 중요한 작용을 하는 것은 연조직의 칼슘이며 근육의 수축 등에 크게 관여한다.

따라서 생체내에서는 연조직 우선의 법칙이 성립되어 혈중 연조직 내의 칼슘 농도가 일정(10mg/100ml)해지도록 항상성에 의해 조절되고 있다.

3 치아우식증(충치)

임신 중에는 특히 충치에 걸리기 쉬운데 이는 단순히 몸이 무거워 추스르기 어려운 이유로 구강위생 관리에 소홀하여 나타나는 이차적인 것으로 추정된다.

즉, 청결하지 못한 구강 내 환경이 충치가 생기는 데 주된 역할을 하므로 위생관리에만 힘쓰면 충치나 임신성 잇몸질환의 예방이 가능하다.

앞에서 거론한 바와 같이 임신중에 치아의 경조직으로부터 소실되는 칼슘성분은 없는 것으로 밝혀져 있다. 그러므로 칼슘의 소실에 의한 충치 발생의 우려는 없다.

제 4 장

임신부를 위한 연계 치과진료

임신부에게는 이러한 특징적인 생리변화가 일어남에 따라 보다 안전한 진료를 위해 담당 산부인과의사나 내과의사와의 연계가 필요한 경우가 있다.

일반 환자의 경우에도 치과치료 후 처방을 낼 때 환자가 가지고 있는 기존의 질환 때문에 평소에 사용하고 있는 약물을 충분히 알고 처방에 임하지 않으면 종종 큰 오해가 생기게 된다.

이와 같이 의과분야에서 사용하고 있는 약물에 관해서도 약물상호작용이나 병용금기에 대해 숙지해야 하므로 치과의사의 역할은 오히려 무거워진다.

더욱이 어려운 것은 약물의 종류나 적용분야가 날마다 새로워진다는 점이다.

만일 임신이나 출산 후의 치과 환자가 다른 분야의 치료를 받고 있는 경우라면 치료방법의 선택이나 약물요법이 더욱 복잡해지므로 내과의사나 산부인과의사와 연계하여 진료할 필요성이 높아진다.

이번 장에서는 이러한 연계진료의 방법에 대해 살펴보고자 한다.

1 산부인과의사나 내과의사로부터 의뢰받는 경우

산부인과의사나 내과의사가 치과의원에 환자를 보내는 경우

산부인과의사나 내과의사의 소개장 ⇒ 치과처치 ⇒ 산부인과의사 또는 내과의사에게 진료내역과 결과를 통보

산부인과의사나 내과의사가 치과의원에 처치내용까지 결정해서 보낸 경우

① 산부인과의사나 내과의사가 의뢰한 처치가 타당하다고 판단되면? 치과치료 또는 구강질환에 대한 응급처치 ⇒ 산부인과의사에게 처치한 내용과 투여약물을 통보

② 산부인과의사나 내과의사의가 의뢰한 처치가 학술적으로나 임상적으로 부적절한 경우라고 판단되면? ⇒ 의뢰된 처치의 불가함을 설명하고 대신 시행할 수 있는 타당한 치과처치를 실시한다. ⇒ 산부인과의사나 내과의사에게 처치된 내용과 시행한 약물요법을 통보

* 산부인과의사나 내과의사를 깊게 신뢰하고 있는 임신부에게는 특히 처치 전에 자세한 설명을 하고 시행하는 치과치료에 이해가 필요하다.
이러한 경우에는 특히 산부인과의사나 내과의사를 비난하는 인상을 주지 않도록 각별히 유의해야 한다.

2 치과의원에서 직접 진찰하고 치료하는 경우

내과의사나 산부인과의사와 상담 없이 곧바로 내원했을 때

일단 증상에 대한 응급처치 ⇒ 환자의 담당내과 또는 산부인과의사에게 통보 ⇒ 내과의사나 산부인과의사로부터 답변(또는 모자건강수첩에 소견기록 송부) ⇒ 본격적인 치과치료 시행 ⇒ 내과의사나 산부인과의사에게 진료내역 통보

임신 가능성 환자의 직접진료 시

응급처치 ⇒ 내과의사나 산부인과의사에게 수진 의뢰 ⇒ 내과의사나 산부인과의사의 소견서 접수 ⇒ 본격적인 치과치료 시행 ⇒ 내과의사나 산부인과의사에게 처치내역 통보

3 치과의사가 내과의사나 산부인과의사에게 통보할 내용

① 병명: 정식 병명과 그 병명을 치과전문용어 이외의 이해하기 쉬운 언어로 설명한다.

② 증상, 동통, 종창의 상태 등과 함께 그에 따른 정신적, 육체적 스트레스의 강약을 통보한다.

③ 처치의 긴급성을 통보한다.

④ 구체적인 치료내용과 그 치료를 치과전문용어 이외의 이해하기 쉬운 언어로 설명한다. 주된 처치 이외의 처치가 있었다면 그 내용도 기재한다.

⑤ 그 치료를 하지 않으면 질환이 어떻게 진행될 수 있는지에 대한 예후를 설명한다.

⑥ 사용된 약물이나 사용해야 할 약물의 상품명이나 성분명을 명기하여 통보한다.

4 산부인과의사나 내과의사가 치과의사에게 통보할 내용

① 내과의사나 산부인과의사로부터 치과치료에 대한 시행여부와 그 이유

② 현재 임신 상태와 이에 따라 주의해야 할 소견

③ 치과치료 시에 특히 유의해야 할 사항

④ 기타 환자에 대해 알려야 될 필요성이 있는 내용

진료의뢰서

○○○ 치과의원
○○시○○동○-○-○
TEL. 000-000-0000

_______________ 산부인과 귀하

환자 성명		성 별	남 · 녀
주민등록번호		연 령	세

【병명】
우측 하악 급성 지치주위염

【의뢰목적】
치과치료 시 주의할 소견이나 예정된 진료의 가능성 여부

【기왕력 및 가족력】
없음

【증상 · 치료경과 및 검사결과】
오늘 우측 하악 지치부 지치주위염으로 내원한 환자입니다.
급성 지치주위염으로 인하여 해당부위의 부종과 통증이 있습니다.
방치하면 염증은 구강저나 인두부로 확대되어 광범위한 농양이 형성될 가능성이 있습니다. 임신 이전부터 이 부위에 염증이 4회 반복되고 있다고 합니다.
추후 재발을 우려해 일단 소염처치 후 국소마취 하에서 지치의 발치를 예정하고 있습니다(2% 리도카인, 8만:1 에피네프린 함유, 1.8ml×2). 발치가 불가능한 경우 주위 치은의 절제와 배농을 동 마취 하(1ml)에서 시행할 예정입니다.
발치수술의 가능성 여부와 기타 주의할 사항을 알려 주십시오. 부탁드립니다.

【현재 처방】
오구멘틴 375mg/1일 3회, 나프록센 275mg/1일 2회×2일분

【비고】

(주) 필요하다면 영상진단 자료나 검사기록을 첨부해 주시기 바랍니다.

그림 4-1. 진료의뢰서 작성 예.

제 5 장

임신부를 위한 치과치료 전처치

1 방사선 검사시의 주의사항

"방사선사진을 촬영해도 괜찮을까요?"는 반드시 듣는 질문이다. 임신부에게는 진료 상 필요한 증례만 촬영한다. 치과용 표준촬영이 기본이지만 필요하다면 파노라마도 촬영할 수 있다.

촬영술식

① 방어 앞치마를 착용하고 복부를 차단한다.
② 1차 방사선을 복부에 조사하지 않는다.

①, ②를 통해 구강영역의 방사선사진 촬영이 태아에 미치는 피폭선양은 거의 제로가 된다. 이상은 국제방사선방호위원회의 권고에 의한 방법이다. 따라서 방어 앞치마를 착용하면 필요 이상 신경 쓰지 않아도 된다. 다만,

① 방어 앞치마는 무거우므로 주의한다.
② 입덧이 심해 dental film을 구강 내에 넣을 수 없는 증례는 파노라마를 촬영한다.

임신부에 대한 방사선 촬영은 일단은 금기이다. 그러나 꼭 방사선검사를 시행할 필요가 있다면 이상에서와 같이 하복부를 방사선 노출로부터 보호할 수 있는 조치가 선행되어야 한다.

만약 태아가 방사선에 노출되면 피폭선량에 따라 차이는 있지만 태아의 유전자의 변형이나 심각한 전신질환 또는 죽음 등을 포함한 해악을 끼칠 수 있다.

치과영역에서 사용되는 방사선 검사, 특히 표준방사선 사진은 X-선량이 매우 미미하여 전악촬영으로 동시에 14장의 구내사진을 찍더라도 혈액변화를 야기하는 것으로 알려진 최소방사선량의 1/1,000 정도에 불과하다.

그러나 방사선은 신체 내에 축적될 수 있기 때문에 임신부나 태아에 대한 적절한 보호조치를 취할 필요성이 있는 것이다.

2 임신부에 대한 국소마취 또는 전신마취의 효과

국소마취제의 사용

평소 사용량의 국소마취약(보통 1.8ml, 1~3앰플 정도)을 사용하면 모체 · 태아에 미치는 영향은 거의 없다. 에피네프린도 들어있는 양을 생각하면 문제가 되지 않는다.

오히려 동통으로 인해 체내의 부신에서 분비되는 에피네프린이 더 많고 혈압을 상승시키며 자궁에도 나쁜 영향을 끼친다는 사실을 설명할 필요가 있다.

특히 임신 중에는 정신적으로 불안정하므로 부신에서 분비되는 아드레날린에 의해 신경성 shock, 과환기증후군을 일으키기 쉽다.

혈관수축이나 자궁수축 및 수축효과의 지속정도는 노르에피네프린 〉 에피네프린이며, 판매되는 1.8ml 용량의 국소마취약 카트리지에 들어있는 1:80,000 혹은 1:100,000 정도는 임신부나 수유부에게 사용해도 문제는 없다.

표면마취를 적용할 때는 점막(치은)면을 충분히 건조시키고 환부가 아닌 다른 부위로의 마취약 확산에 주의한다.

전신마취의 적용

구강악안면 영역의 질환이 있는 임신부의 고통이나 더 큰 질환으로의 이환을 방지하기 위하여 적절한 치과치료를 받아야 할 때가 있다. 이 때 안전하고 편안한 무통상태로 치료를 받게 하기 위해서 국소마취 또는 전신마취를 시행해야 할 필요가 있다.

이때 보통 농도의 에피네프린과 같은 혈관수축제가 함유된 치과용 국소마취제라면 5~10앰플 이내까지는 큰 우려 없이 사용이 가능한 것으로 알려져 있다.

그러나 리도카인 같은 국소마취제 역시 태반을 통과하여 태아에게 신속히 영향을 미치므로 임신 초기에는 가능한 한 사용량을 줄이는 것이 좋다.

전신마취 역시 반드시 금해야 될 금기사항은 아니며, 치료를 담당하는 치과의사에 의해 마취로 인한 피해가 이를 시행하지 않는 피해보다 크다고 판단될 경우 적용될 수 있다.

실제로 전신마취법이 개발되기 이전에 시행되었던 임신부에 대한 외과적 수술 시 수술의 고통으로 인하여 마취법을 적용한 후의 비율보다 무려 35%나 높은 사망률을 기록하였다.

또한 현대의 전신마취술은 그 기법이나 수액, 전해질 대체공급, 병용약물 등과 함께 당면하는 응급성 위험요인들을 대부분 극복할 수 있게 되었다.

그리고 임신부의 보호를 위하여 전신마취를 시행할 때는 여러 가지 마취법을 혼용하는 balanced technique을 사용하도록 정해져 있다.

이 balanced technique을 사용하면 마취 전 상태와 비슷한 혈압이나 호흡을 유지시켜 줄 수 있어서 임신부를 위한 보다 안전한 수술이 가능하다.

제 6 장

임신부의 치과치료 전 · 후 주의사항

1 임신부의 치과치료 전 주의사항

정서적 불안에 대한 배려

임신 중에는 정신적으로 불안정하다. 특히 이 경향은 최초로 임신한 초임부에 강하다. 이러한 환자에게는 불안감이나 긴장감을 갖지 않도록 치료에 대한 환자동의가 중요하다.

1회 진료시간에 가능한 한 많은 시간을 할애하지 않도록 한다. 만일 산모가 출산 후에 치과에 다시 내원하거나 출산한 아이의 구강검사나 치과치료 시에도 내원하면 환자관리에 성공이라고 생각해도 좋다.

가능하면 모자건강수첩에 "임신 중과 출산 후의 치아 상태"에 관하여 기록한다. 그리고 환자가 호소하는 주소에 관한 설명을 한다. 전문용어는 가능한 한 피하고 편안한 상태에서 설명한다. 일방적으로 이야기하는 것이 아니라 질문도 받는다.

처치법에 관한 상세한 설명도 한다. 응급처치를 시행하는 경우는 그 이유를 설명하도록 하며 예상되는 치료횟수도 알려준다.

이와 함께 임신부에게 많은 구강질환은 구강청소 상태를 개선해 예방할 수 있으므로 그 중요성을 이해시킨다. 칫솔질이나 구강관리를 구체적이고 체계적으로 지도한다.

또한 과도한 긴장이나 흥분을 피하도록 한다. 임신부는 임신에 대한 막연한 불안과 함께 치과의원에 앉아있다는 불안감 때문에 정신적으로 상당히 불안정해진다. 그러므로 치료 전에 이를 이완시켜 주는 노력이 필요하다. 가능하면 진료를 재촉하지 않고 오래도록 대화를 한다.

소리에도 민감하므로 터빈을 사용할 때는 미리 소음에 대한 설명을 한다. 치료 중 유니트체어를 자주 조작하거나 체위를 급격하게 바꾸는 일은 피하는 것이 좋다.

임신부는 예민하므로 치과의사나 진료 스탭의 복장뿐만 아니라 기계나 기구의 청결상태에도 주의한다.

그리고 환자의 이야기를 잘 경청하도록 노력한다. 구강에 관한 문제점 이외의 내용도 들을 수 있게 되면 환자와 치과의사의 관계는 좋다고 생각해도 무방하다.

특히 어린 임신부(10대) 및 고령 임신부(35세 이상)는 치과치료에 따른 위험성이 높은 임신부에 속하며 이러한 환자에서 입덧과 같은 임신중독증이 심하므로 주의하도록 한다.

치료시의 체위나 현기증에 대한 배려

임신 기간의 증가에 따라 배가 불러오는 복부 풍융에는 개체차가 있으므로 치과치료 중에 가능한 한 임신부에게 편한 체위를 선택하도록 한다.

또한 임신에 수반되는 요통이 있는 임신부가 많으므로(자궁 · 골반 내용 · 체간의 중량 증가에 의한 것임) 주의한다.

치료를 마친 후 일어설 때 느끼는 현기증에도 유의할 필요가 있다. 비임신 시에는 일어날 때 말초혈관이 수축해 혈압이나 순환혈액량을 유지하려고 하지만 임신 중에는 이에 대한 조절이 잘 이루어지지 않아 일과성 뇌허혈 상태가 된다.

즉 임신부는 체위의 변화나 외기의 변화 등으로 이러한 일과성 뇌허혈 상태가 유발되기 쉽다. 이와 같은 경우 임신부는 빈혈이 있다고 생각하기 쉬우므로 그러한 증상이 빈혈에 의한 것은 아니라고 알려주면 안도감이 높아진다.

또한 임신부의 치과 진료 후 의자에서 일어날 때나 여름철, 겨울철에 병원 안과 밖의 기온차가 큰 경우에는 이에 대한 주의를 환기시킨다. 임신부의 몸상태에 따라 치과의원 바깥에까지 스탭을 동행시키는 배려도 필요하다.

임신성 빈뇨에 대한 배려

빈뇨는 임신 2~3개월이나 임신 후기에 관찰되는 생리적인 반응이다. 전자는 순환혈액량의 증가, 임신 자궁의 방광에 대한 압박, 호르몬 작용에 의한 방광충혈에 의해 나타나지만, 후자는 자궁과 태아에 의한 방광과 골반신경의 압박에 기인한다.

치과치료 시 긴장이 높아지면 빈뇨가 심해지므로 소변을 오랫동안 참고 있지 않고 수시로 화장실을 이용할 수 있도록 배려한다.

입덧의 관리

임신 중에 흔히 나타나는 악성구토, 속칭 입덧은 에너지원을 태아가 모체와 함께 소모하기 때문에 임신 중에는 간의 당원(글리코겐)의 비축량이 낮아짐으로써 나타나는 증상이다.

간에서 글리코겐의 비축량이 떨어지면 임신부가 저녁식사 후 아침식사를 하기 전까지 모체의 간에 축적되었던 당원은 거의 고갈되며 이로 인해 발생되는 케톤혈증이 오심과 구토를 일으키게 되는 것이다.

심한 당뇨환자에게서 나타나는 것과 같은 이러한 케톤혈증은 경우에 따라서는 임신부의 생명을 위험한 상황으로까지 이끌 수도 있다.

스트레스의 증가에 따른 신경적인 요인도 오심이나 구토증상을 악화시키는 데 도움을 주는 인자로 작용한다.

오심 때문에 생긴 식욕상실은 식사량의 저하를 가져오고 탄수화물의 공급이 줄어들면서 케톤혈증은 더욱 심해져서 악성형태로 이행된다.

입덧이 심한 임신부는 이와 같이 구토반사가 강해진다. 특히 치과치료시의 자극성 냄새가 있는 재료뿐만 아니라 고무장갑 냄새에도 민감해지므로 주의하도록 한다.

2 임신부의 치과치료 시 주의사항

투약으로 인한 기형발생의 문제점

임신 중인 환자의 치과치료를 하면서 별 생각 없이 약을 처방했었는데 나중에 환자가 항의성 질문을 하는 경우가 있다.

그렇게 되면 치과의사는 투여된 약물의 처방내용을 내과의사나 산부인과의사에게 통보하고 답변을 기다릴 수밖에 없다.

그러나 투약 내용을 통보받은 내과의사나 산부인과의사가 괜찮다고 하더라도 기형아가 태어나지 않을까' 라는 우려를 하는 환자들이 문제가 된다.

'이대로 아이를 낳아도 괜찮을까요? 선생님이 위험하다고 하시면 임신중절까지 고려하겠다' 고 말하는 환자도 있다. 이런 질문을 받는다면 난감한 일이 아닐 수 없다. 그리고 나중에 어떤 일이 생길지 두려움도 앞서게 된다.

어느 누구도 태아가 현재 어떤 상황인지도 알 수 없고 경우에 따라서는 유전적 혹은 선천적 기형의 가능성도 있다. 대체로 안전한 경우가 많겠지만 이와 같은 여러 가지 경우가 있을 수 있으므로 결국 아무 것도 모르고 대답할 수 없다는 결론에 이른다.

이러한 상황에 접하게 되면 침착하게 '그렇게 걱정되신다면 한 번 더 내과의사나 산부인과의사와 상담을 해보세요' 라고 답변을 하고 정성껏 의뢰서를 재발급하는 것이 가장 좋은 방법이다.

환자가 임신 가능성이 있는 경우(대부분 모든 여성은 임신이 가능하다고 할 수 있다), 항상 생각할 점은 가능한 한 문제가 될 가능성이 있는 약물을 처방하지 않는 것이지만 불가피한 경우 최기성(기형을 유발할 가능성이 있는 약물) 약물은 적극적으로 피하도록 해야 한다는 것이다.

약물로 인해 기형이 출현하는 빈도는 전체 기형아의 5~10% 미만으로 전체적으로 보면 그다지 많지 않은 비율이라고 한다.

그러나 만일 기형아가 태어난 다음 그 산모가 임신 중에 약물을 복용한 경험이 있었다면 그 약물에 의한 기형이 보고되지 않았더라도 이야기는 복잡해진다.

설령 약물에 의한 기형이라 할지라도 언제, 어떤 약물을 섭취했는지 추적하는 것은 어려운 일이며 혹은 산모만이 알고 있는 비밀이 숨겨져 있을 수도 있다.

약물 뿐만 아니다. 심지어 산모의 건강과 태아의 성장 및 발육은 임신시기 또는 수태 전의 영양 상태에 의해서도 좌우 될 수 있다. 임신 사이가 1년 미만인 잦은 임신은 비축된 영양을 고갈시켜 태아에게 문제를 야기할 수도 있다. 이와 같은 경우 유아의 저체중에 관한 문제뿐만 아니라 부분적인 미발육에 의한 기형상태도 나타난다.

임신 전에 장기적으로 경구피임약을 복용한 이력은 모체의 비타민 C, B_6 및 B_{12}와 엽산의 요구량을 증가시킨다. 이러한 여성이 임신을 하면 임신 첫 3개월 동안 태아의 신체 여러 부분과 장기의 신속한 발육이 일어나기 때문에 비타민 C나 B_6, B_{12} 절대적 고갈이 나타나고 이로 인하여 출생 시 뜻하지 않은 기형이 야기될 수도 있다.

그러므로 치료전의 병력이나 투약에 관한 기왕력의 청취와 함께 치과치료를 시행하기 앞서 약물요법에 대한 환자동의의 필요성까지도 대두되고 있다. 이는 임신부의 치료에 접하는 모든 치과의사들이 염두에 두어야 할 대목이 아닐 수 없다.

표 6-1. 기형유발이 의심되는 약물

약제명	상품명	작용	주요 기형의 종류
Diphenylhydantoin	*(단일제)* 페니토인정 히단토인정 *(복합제)* phenobarbital +phenytoin 페니비탈정	항간질제	손톱의 저형성, 안모이상, 발육부전
Methotrexate (Amethopterin)	메토트렉세이트정 엠티엑스정 네오메토주 메토트렉세이트주	엽산길항제 (주로 악성종양에 이용)	신경관결손, 구순구개열
Coumarin	*(단일제)* 와르파린정 왈파정 *(복합제)* coumarin +proxyphylline 데오에스베리벤주 쿠마피린주사액	항응혈제	정신발달지연, 선천성심질환
Thalidomide		최면진정제	손발이 짧은 기형, 귀기형, 신장형성부전, 식도 · 십이지장폐쇄
Lithium carbonate	탄산리튬정	조병약(躁病藥)	심장결함, 구개열, 귀, 눈의 기형
남성호르몬 (황체호르몬 함유)			음핵비대
항암제			항암제의 종류에 따라 다방면에 걸친다.
Isotretinoin	*(단일제)* 뉴티논연질캅셀 니메겐연질캅셀 레씨범연질캅셀 로아큐탄연질캅셀 로아큐탄캡슐 아큐네탄연질캅셀 아크날연질캅셀 아크레인연질캅셀 아키놀연질캅셀 이소큐탄연질캡슐	비타민 A 및 그 유도체	중추신경계 기형, 소이증(小耳症), 무이증(無耳症)

(계속)

(계속)

약제명	상품명	작용	주요 기형의 종류
	이소트렌연질캅셀 이소티나연질캅셀 이소티논연질캡슐 트레인연질캡슐 트레틴연질캅셀 핀플연질캅셀 이소티나겔 이소트렉스크림 *(복합제)* Isotretinoin +erythromycin 이소트렉신겔		
Valproic acid	1. 발프로산마그네슘 데파막정 프로막정 2. 발프로산나트륨 데파킨정맥주사 레브발주사 바로인주사 에필람주사 오르필주사액 울트릴주 데파킨크로노정 바렙톨서방정 발폰정 비푸로정 에필람정 오르필서방정 울트릴정 팔포란정 오르필롱서방캅셀 데파킨크로노스피어 서방과립	항간질제	이분척추 (spinabifida)

*치과임상 약 매뉴얼(대한나래출판사: 대한치과약리학교수협의회, 2007)에서 인용

임신부 치료의 원칙

원칙적으로 임신기간에는 응급성이 있는 이외의 치과치료를 시행하지 않는다. 꼭 필요한 증례는 임신중기를 선택한다.

① 임신 초기: 응급처치만 실시하되 치료가 필요한 경우는 가능한 한 중기로 미룬다.

② 임신 중기: 필요한 경우는 거의 모든 치과치료가 가능하다. 치료가 후기로 넘어가지 않도록 한다. 치과치료에 대한 안정기이다.

③ 임신 후기: 응급처치만 시행하는 것이 좋다. 출산 후 6~8주 이후에 본격적인 치과치료를 개시하도록 한다. 다시 말하면 출산 후 6~8주까지는 응급처치기간으로 본다.

④ 구강위생지도는 임신 중의 모든 시기에 시행하되 출산 후에도 지속하도록 한다.

일반적인 사회적 통념상 치과치료는 거의가 외과적인 술식으로 이어지기 때문에 유산이나 감염의 우려가 있어 임신기간 중에는 가능한 한 피해야 한다고 인식되어 왔다. 그러므로 가능하면 치과치료시에 위와 같은 원칙들을 충실히 지키도록 한다.

임신부의 발치 시 주의사항

임신기간 중에는 원칙적으로 발치하지 않는다. 가능하면 출산 이후로 연기한다. 다만 염증이 반복되고 그 때마다 대증요법을 실시해야 하는 증례는 과감한 발치가 필요하다. 즉 발치를 미루고 방치하는 경우의 위험이 즉시 처치를 시행하고 선별된 약물요법을 시행하는 경우의 위험을 상회한다면 발치하도록 한다.

임신부의 치주치료시 주의사항

치주염증의 발생이 이번이 처음인지, 예전부터 반복된 적이 있는지 감별 진단 해야 한다. 반복되는 경우는 주위치은에 만성염증이 존재하는 경우가 많다. 따라서 만성염증이 급성화했다고 추측할 수 있으며 이러한 경우에는 치주낭의 확대와 심화가 관찰된다.

이의 치료를 위해서는 치주낭 내를 기계적으로 청소하고 음식잔사를 제거한 후 소독한다. 소량의 농이 관찰되어도 뚜렷한 농양형성이 없다면 절개배농처치는 필요 없다. 재발 시의 주의사항은 증상을 자각하면 참지 말고 즉시 내원하도록 지시하는 것이다.

염증 초기에는 항균제 투여 없이 치은낭 내를 기계적으로 청소 · 소독해 치유될 가능성이 있지만 염증이 진행되면 항균제의 사용이 필요하고 절개배농처치가 병행되어야 한다는 것을 설명한다.

사실 임신 중인 환자를 치료하면서 위와 같은 원칙을 고수하는 것이 중요하다. 그러나 페니토인을 투여하지 않은 간질 환자에게서 발현하는 간질발작이 태아와 모체에게 더욱 해롭다는 것은 익히 알려진 사실이다. 따라서 현재에는 임신중인 환자에게도 계속하여 디란틴을 투여하는 것이 일상화되어 있다.

그러므로 발전 가능성이 있는 급성염증이나 심도 깊은 감염성 질환의 방치로 산모와 태아의 건강이 위협받는 경우라면 치과의사는 필요한 치료를 더 이상 미룰 수 없다.

약물의 투여도 FDA에서 규정한 안전도에 따라 비교적 덜 해로운 약물을 선택하여 감량 사용하면 별 문제가 없는 것으로 알려져 있다.

임신 중에도 다양한 운동을 즐길 수 있고 성관계도 큰 문제를 일으키지 않듯이 현대의 의사들은 임신 중이라 해도 치과치료나 외과적인 수술이 금기가 아니라는 데 동의한다.

하지만 과거에 여러 번 유산을 했거나 조산한 경력이 있는 임신부에게는 특별한 주의를 기울일 필요가 있다. 즉 인간은 언제나 어떤 불행한 사태를 당했을 때 그 원인이 명료하지 않은 경우에는 어떤 사람이나 사건 탓으로 돌리려는 자기회피 심리가 있다.

치과의사가 이와 같은 통념을 너무 의식하여 합리적인 치료를 위한 적절한 처치나 동통의 해소, 감염의 방지를 위한 조치를 망설이지 않아야 한다.

또 한편으로 관심을 기울여야 될 사항은 임신이 신체적으로 많은 변화를 야기하며 그 변화 자체가 환자 자신을 본인도 모르는 사이에 특이하게 만든다는 사실이다.

특히 긴장에 대한 반응이 과장되어 나타나기 쉬우므로 치과치료실 내에서는 긴장을 풀도록 환자와 치과의사 모두가 노력해야 한다.

사실 통계적으로 볼 때 임신부에 대한 치과치료와 태아의 사망률과는 직접적인 관계가 없을 뿐만 아니라 역학적으로도 아무런 연관이 없음이 입증되었다.

즉 불가피한 발치나 외과적 처치, 치아의 보존치료 혹은 긴급한 치주치료 시 적은 양의 국소마취제를 사용하는 경우나 FDA 등의 규정에 따라 적절하게 선택된 약물을 감량하여 사용하면 태아나 산모의 건강에 그다지 해롭지 않고 유산의 원인으로 작용하지도 않는 것으로 확인된 것이다.

결국 각종 구강질환으로 인해 산모가 겪는 통증이나 감염의 확산에 의한 신체의 생리적 피해와 정신적 고통, 정서적 긴장상태는 이를 해소하기 위한 치과치료나 이에 따른 투약보다도 임신부와 태아의 건강에 더욱 해롭다고 결론지을 수 있다.

그러므로 임신기간에 따라 투약되는 약물의 선택이나 X-선 촬영시의 방사선노출에 대한 주의, 고혈압이나 임신성 급성저혈압에 대한 처치 등 임신부의 치료원칙에 입각한 치료 전후의 세심한 배려만 전제된다면 긴급한 치과치료를 시행할 수 있다.

제 7 장

임신부 및 수유부를 위한 치과처방

이번 장에서는 임신 중인 환자나 아기에게 모유를 먹이고 있는 수유부에 대한 실제처방을 예시함으로써 임상에서의 적용상에 편의를 제공하고자 한다.

1 임신 초기 환자의 단순 발치를 위한 처방

처방의 목적

임신 2개월째인 30세의 여성 환자이다. 상악 우측 제2대구치의 우식증이 심해 치관부위가 거의 상실된 상태로 해당치아 부위의 통증과 부종을 호소하며 내원했다.

정확한 진단을 위해 방사선보호복을 착용하고 표준촬영을 해 본 결과 치수강을 통한 감염으로 인한 치근단 농양이 심해 발치가 불가피한 상황이다.

임신 초기라서 여간 조심스럽지 않으나 만일 그대로 방치한다면 우식치를 통한 지속적이고도 심각한 감염과 동통으로 인한 전신건강의 악화로 임부와 태아에게 해로울 뿐만 아니라 정서적 긴장의 증가도 예견된다.

결국 가능한 한 빠른 발치만이 임신부와 태아의 건강에 이롭다고 판단하고 국소마취 하에 발치수술을 시행한 다음 발부한 3일분의 약물처방이다.

약품명 처방				
처방 의약품의 명칭	1회 투약량	1일 투여횟수	총 투약일수	용법
A01204291 바캄씰린정 400mg (종근당)	1	2	3	bid for 3 days
A43800771 타이레놀ER정 325mg (얀센)	1	2	3	

처방에 대한 설명

바캄실린정

바캄실린 정은 염산 바캄피실린이 주성분으로 반합성 페니실린 제제에 속하며, 앰피실린의 위장관 흡수율을 개선시킨 것이다.

체내에 흡수된 다음에는 앰피실린으로 대사된다. 1일 0.8~1.2g을 2~3회 분할 투여하며 다른 페니실린계의 항생물질들보다 반감기가 비교적 길어서 12시간마다 투여해도 무방하다.

페니실린계 항생물질이므로 페니실린계의 일반적 부작용, 즉 과민증이나 아나필락시스, 설사, 오심, 구토, 균 교대증 및 설염이나 구내염의 발생 등에 유의한다.

임신부에 대한 안전도는 FDA/B로써 임신 중에 투여 가능한 비교적 안전한 약물이다.

타이레놀ER정

타이레놀ER 정, 즉 아세트아미노펜 서방정은 phenacetin 및 acetanilid의 주 활성 대사체로써 항염증작용은 매우 약한 해열진통제이며 약효분류로는 기타진통제에 속한다.

뇌의 prostaglandin synthetase 억제효과는 aspirin과 동등하지만 COX에 대한 억제효과는 거의 나타나지 않는다. 또한 다른 NSAIDs와는 달리 호중구의 활성을 억제하지 않으며 혈소판 기능에도 영향을 미치지 않아 혈액응고를 저해하지 않는다.

이와 같이 소염작용이 미약하고 해열작용의 발현이 시상하부에서 작용하므로 진정한 의미의 비 스테로이드성 소염진통제는 아니지만 NSAIDs의 전형적인 부작용인 위장장애가 적고 진통효과와 안전성이 좋아 세계적으로 가장 널리 쓰이는 약물이다.

해열작용을 나타내는 기전은 시상하부 체온조절 중추의 이상흥분을 억제시켜 체수분 이동, 혈액희석, 말초혈관 확장에 의한 발한작용 등으로 나타나며, 평상시에는 이러한 효과를 보이지 않다가 발열 시에는 투여 후 30분부터 시작하여 1~2시간 후 최대의 효과를 보이고 8시간 가량 약효가 지속된다. 또한 통증을 전달하는 신경의 뉴런을 차단하고 동통역치를 상승시킴으로써 진통작용을 한다.

간장애, 신장애, 심장기능 이상 환자에게는 금기이며, 아세트아미노펜을 처방할 때는 가능한 한 다른 소염진통제와의 병용을 피하는 것이 바람직하다. 특히 수면약이나 알코올은 이 약의 혈중농도를 증가시키므로 병용하면 안 된다.

성인용량으로 1회 0.3~1g, 1일 3~4회, 최고 4g까지도 투여가 가능하다. 그러나 성인은 10일, 어린이는 5일, 발열기에는 3일 이상 투여하지 않는 것이 좋다.

임신부에 대한 category는 FDA/B, AEDC/A일 정도로 안전하여 이 환자에게 투여가 가능한 약물이지만 과량사용이나 장기복용은 피하도록 한다.

종합평가

사회적 통념상 치과치료는 거의 외과적 술식으로 이루어지기 때문에 임신기간 중에는 가능한 한 이를 피해야 한다고 알려져 있다. 특히 임신 2개월부터 4개월까지는 외과적 치료나 투약이 산모와 태아에게 해로운 것으로 인식되어 있다.

사실 임신초기에는 체내 호르몬 균형에 큰 변화가 일어난다. 또한 자궁 속의 태아가 점점 성장함에 따라 모체의 심장 박출 혈액량과 산소소모량이 증가하고 간 기능과 폐활량 및 신장 혈장량은 감소하게 되면서 신사구체 여과치의 저하가 나타나 긴장, 즉 스트레스에 대한 민감성도 높아진다.

이러한 스트레스에 의하여 조기유산이 나타나기도 하지만 어떤 종류의 스트레스가 부신피질호르몬의 분비를 촉진시키고 이에 따라 분만촉진제가 유리되어 유산이나 조산의 원인으로 작용하는지는 아직 정확히 규명되지 않았다.

또한 임신 초기나 말기에 무리한 수술을 하면 발열이나 감염으로 인한 조산이나 유산의 위험이 있다고 알려져 있지만 통계적으로 볼 때 임신부에 대한 치과치료와 태아의 사망률과는 직접적인 관계가 적을 뿐만 아니라 역학적으로도 별 연관이 없는 것으로 밝혀졌다.

임신에 의한 스트레스가 심해지면 감염에 대한 저항력이 떨어져서 구강

내 감염이 쉽게 발생되거나 악화되기 쉽고 저하된 신장 기능으로 인한 요로 감염증과 염분축적에 기인한 일시적 고혈압이 발생할 수도 있다.

태아의 신체기관이 만들어지는 임신 3~4개월경에는 응급하지 않는 약의 사용은 피하도록 한다.

특히 여드름 치료제나 호르몬제, 구충제는 삼가도록 한다. 여드름 치료제는 기형아 유발의 가능성이 높아 임신을 계획하고 있는 여성이라면 최소한 임신 3개월 전부터 약의 사용을 중단해야 한다.

소염효소제나 소화효소제의 사용도 정상적인 단백대사에 영향을 끼칠 수 있으므로 투여를 삼가도록 한다.

다만 임신부의 치료를 담당한 치과의사가 약물의 투여로 인해 일어날 태아와 모체에 미치는 피해가 질환으로 인한 피해를 상회한다고 판단될 경우에 한해서 비교적 안전한 약제를 선택하여 일반 성인용량보다 용량을 줄여서 사용할 수 있다.

이때 FDA에서 규정한 카테고리에 따라 비교적 안전한 약물을 선택하여 감량 사용하면 큰 문제가 없는 것으로 알려져 있다.

특히 아세트아미노펜은 임신초기의 기형유발이나 지적발달 지연 등 약물이 발생기의 태아에게 미치는 위험과 관련이 없다고 밝혀진 제제이다.

이 환자에서와 같이 임신 초기에 원인을 방치함으로써 감염증이나 통증이 더욱 심화될 가능성이 있는 경우는 산모와 태아의 건강을 위하여 신속히 병인을 제거하는 것이 타당할 것이다.

이에 따라 국소마취 하에서 발치수술을 시행한 후 임신부에게 적절한 약물들이 처방되었다. 또한 바캄피실린은 반감기가 길므로 아세트아미노펜 서방정과 함께 1일 2회만 복용하도록 지시되었다.

모체나 태아에게 영향을 끼칠 수 있는 기타 NSAIDs나 소염효소제 또는 소화효소제의 병용도 피하였으므로 임신 초기의 환자에게 사용할 수 있는 모범처방이라고 평가된다.

2 임신 중기 환자의 농양치료를 위한 처방

처방의 목적

임신 4개월째인 28세의 여성 환자이다. 최근 수평매복 되어있던 하악 우측 제3대구치의 지치주위염이 갑자기 악화되면서 협부농양으로 진행되어 심한 부종과 동통, 개구장애 등을 호소한다. 환자는 임신 4개월에 접어들면서 임신중독증이 심해 음식물을 잘 먹지 못하고 숙면도 취하기 어려웠는데 농양으로 인한 고통에까지 시달려 몸을 제대로 가누기조차 힘들어한다.

이에 따라 국소마취 후 환부에 대한 절개와 배농을 실시한 다음 발부한 처방전이다.

환자에게는 입덧을 개선하기 위해 당분이 많은 음식과 함께 충분한 양의 물, 그리고 처방된 내복약을 1일 2회씩 복용하면서 안정과 휴식을 취하도록 권장하였다.

<table>
<tr><th colspan="5">약품명 처방</th></tr>
<tr><th>처방 의약품의 명칭</th><th>1회 투약량</th><th>1일 투여횟수</th><th>총 투약일수</th><th>용법</th></tr>
<tr><td>A11603341
바난정(CJ)</td><td>1</td><td>2</td><td>5</td><td rowspan="4">bid for 5 days</td></tr>
<tr><td>A09201351
폭센정(명인)</td><td>1</td><td>2</td><td>5</td></tr>
<tr><td>A05605801
트레온정(아주)</td><td>2</td><td>2</td><td>2</td></tr>
<tr><td>〃</td><td>1</td><td>2</td><td>3</td></tr>
</table>

처방에 대한 설명

CJ제약의 바난정

CJ제약의 바난정은 제3세대의 세팔로스포린계 항생물질인 세프포독심 프록세틸(Cefpodoxim Proxetil)을 100mg 함유하는 제제이다.

세프포독심 프록세틸은 베타락탐아제에 매우 안정하여 페니실린이나 세펨계의 내성균에 효과적이며 그람양성균 및 그람음성균에 광범위한 항균 스펙트럼을 갖는다. 특히 농양이나 피부감염증에 좋은 효과를 나타낸다.

혈중농도가 12시간 이상 지속되기 때문에 1회 100mg의 저용량제제를 1일 2회의 투여만으로도 우수한 항균효과를 발휘한다.

Cefpodoxim은 중증의 신장애 환자가 아니면 용량조절이 필요 없을 정도로 안전성이 높다.

유의부작용으로 발진이나 홍반, 가려움증, 관절통, 구역, 구토, 설사, 백혈구 감소 등을 나타낼 수 있다. 임신부에 대한 안전도는 FDA/B이다.

명인제약의 폭센정

명인제약의 폭센정은 주성분이 나프록센 소디움으로 1정당 250mg 역가의 제제이다.

나프록센은 이부프로펜과 같은 프로피온산 유도 약물이며, 소염제로는 가장 기초적인 약물이고 부작용이 대체로 경미하다. 상복부 통증이나 팽만, 구토, 소화불량, 위출혈 등 위장관계 부작용과 현기증, 피부발진, 시력혼미, 혈소판 감소 등의 부작용이 있다.

반감기가 길어 약효가 오래 지속되므로 1일 2회만 투여해도 되는 장점이 있다.

보통의 염증에는 1회 250~500mg씩 1일 2회 12시간마다 투여한다. 임신부에 대한 안전도는 FDA/B이다.

아주약품의 트레온정

아주약품의 트레온정은 1정당 부신피질 호르몬(ACTH)으로써 스테로이드 제제의 일종인 트리암시놀론을 4mg 함유한다.

트리암시놀론이 나타내는 소염작용은 일반 스테로이드 제제에서와 마찬 가지로 다형핵 백혈구의 유주를 억제하고 증가된 모세혈관의 투과성을 감소시켜 염증반응을 억제한다.

또한 림프계의 활성 및 용적을 감소시킴으로써 면역반응을 억제하는 작용을 하므로 자가면역 질환에도 효과적인 제제이다.

부작용으로 소화불량이나 신경과민, 당뇨, 위염, 구갈, 식욕항진, 혈압상승과 같은 스테로이드 제제 공통의 증상들을 나타낼 수 있다.

성인용량은 1일 8~16mg을 3~4회로 나누어 복용한다. 증상이 호전되면 투여를 시작한 후 2~3일 간격으로 감량하면서 종결한다. 임부에 대한 안전도는 FDA/B이다.

처방평가

이 환자가 고통을 겪고 있는 임신중독증의 가장 큰 문제점은 악성구토이며 임신 3개월 이내에 발생되는 것으로 속칭 입덧이라고 알려져 있다.

이 증상의 원인은 탄수화물의 결핍증과 이에 수반되는 케톤의 과잉 형성에 의한 케톤혈증으로써 각각의 임신부마다 심한 정도가 다르게 나타난다.

즉 에너지원을 태아가 모체와 함께 소모하기 때문에 임신 중에는 간의 당원(글리코겐)의 비축량이 낮아진다. 그리하여 임신부가 저녁식사 후 아침식사를 하기 전까지 모체의 간에 축적되었던 당원은 거의 고갈되며 이로 인해 발생되는 케톤혈증이 오심과 구토를 일으키게 되는 것이다.

심한 당뇨환자에게서 나타나는 것과 같은 이러한 케톤혈증은 임신부의 생명을 위험한 상황으로까지 이끌 수도 있다. 스트레스의 증가에 따른 신경적인 요인도 오심이나 구토증상을 악화시키는 데 도움을 주는 인자로 작용한다.

오심 때문에 생긴 식욕상실은 식사량의 저하를 가져오고 탄수화물의 공급이 줄어들면서 케톤혈증은 더욱 심해져서 악성형태로 이행된다.

입덧이 심해서 음식을 잘 먹을 수 없을 때에는 하루 1~1.5L 이상의 물을 마시면서 탈수증상을 예방하고 음식을 조금씩 자주 먹어 공복감을 없애도록 한다.

태아의 신체기관이 만들어지는 임신 3~4개월경에는 응급하지 않는 약의 사용은 피하도록 하는 것이 좋으나 투약으로 인한 문제점이 질환을 방치함으로써 나타나는 위험을 상회한다고 판단될 때 치과의사는 적절하고도 안전한 약물을 선택하여 질환의 치료에 임하는 것을 주저하지 않아야 할 것이다.

앞서 지적했듯이 통계적으로 볼 때 임신부에 대한 치과치료와 조산이나 사산과는 직접적인 관계가 없을 뿐만 아니라 역학적으로도 큰 연관이 없는 것으로 밝혀졌다.

그러므로 만일 각종 구강질환으로 인해 산모가 겪는 통증이나 감염의 확산에 의한 육체적 피해와 정신적 고통 및 정서적 긴장상태는 이를 해소하기 위한 치과치료나 이에 따른 투약보다도 임신부와 태아의 건강에 더욱 해롭다고 결론지을 수 있다.

임신부에게 투여 가능한 항생물질로는 페니실린계나 에리스로마이신이, 그리고 진통소염제 종류로는 이부프로펜이나 나프록센 등 프로피온산 유도약물들이 비교적 안전한 것으로 알려져 있다.

즉 임신 중이라도 임신기간에 따라 투약되는 약물의 선택이나 방사선사진 촬영시의 방사선 노출에 대한 주의, 고혈압이나 임신성 급성 저혈압에 대한 처치 등 치료 전후의 세심한 배려만 전제된다면 정상적인 치과치료를 받을 수 있는 것이다.

이 처방에서는 제3세대 세파계의 항생물질인 바난정과 NSAIDs 중 나프록센 등 임신부에게 비교적 안전한 약물들이 적의 감량 사용되었다.

트리암시놀론 같은 스테로이드 제제도 용량만 잘 조절하면 임신부에게 안전하게 투여할 수 있는 약물들이다.

전체적으로 임신 4개월인 환자의 신체적 조건에 적절한 처방이었다고 사료된다.

3 수유부의 치주치료 후 처방

처방의 목적

출산 1개월인 산모이다. 임신 중 잇몸이 붓고 아파 고생을 많이 했는데 치료를 출산 이후로 미루어 왔다고 하며 그 동안 악화되었던 치주염에 대한 치료를 원한다. 산모의 전신건강 상태는 매우 양호한 편이다.

구강검진과 파노라마 방사선 판독결과 약간의 치조골 파괴가 관찰되는 만성치주염 초기로 진단되었다.

그러므로 일단 치석제거와 치면세마를 실시한 다음 1/3악씩 나누어 총 6회의 치주소파술을 시행하도록 치료계획을 수립하였다.

이 환자에 대한 치주소파술 후에 발부한 처방이다. 환자는 현재 아기를 모유로만 키우고 있다고 한다.

약품명 처방				
처방 의약품의 명칭	1회 투약량	1일 투여횟수	총 투약일수	용법
A09302301 에릭캅셀 (보령)250mg	1	3	5	tid for 5 days
A05002021 부루펜정 200mg(삼일)	1	3	3	
A09201671 이가탄캅셀(명인)	1	3	5	

처방에 대한 설명

보령제약의 에릭캅셀

보령제약의 에릭캅셀은 항균스펙트럼이 좁고 정균작용을 나타내는 마크로라이드(Macrolid) 계열의 항생물질인 Erythromycin enteric coated 430mg(Erythromycin으로 250mg 역가)의 제제이다.

이 계열의 항생물질은 박테리아의 50s 리보솜 소단위와 결합함으로써 단백질합성을 억제하여 항균작용을 나타낸다. 클린다마이신이나 클로람페니콜과는 동일한 부위인 50s 리보솜에 결합하는 작용기전 때문에 병용하면 서로의 항균력을 저하시키며 교차내성도 나타낸다.

소화기 점막에서 잘 흡수되나 산에 의해 파괴가 쉽게 일어나므로 위산에 강한 염류를 첨가하거나 장용정(enteric coated)으로 제조하여 사용한다.

에리스로마이신은 주로 간을 통하여 배설되므로 간 기능이상이나 소화기 이상을 일으킬 수 있으며 장내 균 교대증 또는 청력장애를 유발할 가능성도 있다.

한편 에리스로마이신이 일으키는 중요한 약물상호작용으로 항히스타민제인 테르페나딘이나 아스테미졸 또는 위장관 운동 항진제인 시사프라이드와 병용 시 심실부정맥이나 심정지 등 치명적인 심혈관계 부작용을 나타낼 수 있다.

또한 에리스로마이신은 기관지 확장제인 테오필린(Theophllin)의 혈중농도를 상승시켜 오심이나 구토 등을 일으키므로 천식약과 병용할 때 주의해야 한다.

그럼에도 불구하고 에리스로마이신은 항생물질 중 독성이나 부작용의 발현율이 적어 가장 안전한 약제의 하나이며 간을 거쳐 담즙으로 배설되므로 신장에 위해가 비교적 경미하다.

임신부에 대한 category는 FDA/B로 비교적 안전하며 수유부에게도 사용가능한 약제에 속한다.

삼일제약의 부루펜캅셀

삼일제약의 부루펜캅셀이 함유하는 주성분인 이부프로펜(Ibuprofen)은 프로피온산 유도 소염진통제로써 1정당 200mg, 400mg 등 두 가지 용량이 있다. 1회 200~600mg씩 1일 3~4회 투여 가능하고 1일 3200mg까지 증량할 수 있을 정도로 안전성이 뛰어나다.

소염, 진통 및 해열작용이 있는데, 염증과 동통을 일으키는 프로스타글란딘에 대한 억제작용을 발휘하는 과정에서 나타나는 COX-2(Cyclooxygenase-2) 뿐만 아니라 위장관 보호 작용을 하는COX-1까지도 억제하여 위장장애를 유발할 수 있다.

스테로이드와 병용 시 부작용이 증가하며 쿠마린계 항혈액응고제의 독성을 증가시키므로 이러한 항응고제를 투여 받고 있을 가능성이 큰 심근 또는 뇌경색증이나 혈전증 환자에게는 주의하여 투여한다. 임신부에 대한 안전도는 FDA/B로써 비교적 안전한 약물에 속한다.

이가탄캅셀

이가탄캅셀은 소염효소제인 염화 리소짐의 소염 및 항균작용과 지혈제인 카바조크롬의 출혈억제 효과를 이용하여 치주염으로 인한 부종과 출혈을 개선시킨다.

또한 이 제제에 포함된 아스코르빈산(Vitamin C)은 콜라겐 섬유합성 촉진 및 혈관내피 세포의 치유촉진효과와 연골성분인 프로테오글리칸, 치아나 뼈 등의 matrix 형성에 중요한 기능을 담당하는 수용성 비타민이다.

이 처방에서는 수유부의 치주염에 대한 외과적 처치 후 출혈이나 부종 등 제반증상의 개선을 위해 사용되었다. 성인용량은 1일 3회 1회 2캅셀이며, 부작용으로 발진, 설사, 식욕부진, 구내염, 관절통, 천식 등을 야기할 수 있으므로 주의를 요한다.

리소짐은 단백분해 효소제이므로 출산 전인 임신부에게는 사용하지 않는 것이 바람직하나 수유부에게는 용량을 감소시켜 투여가 가능한 약물 군에 속한다.

1캅셀 당 130원 선의 일반의약품으로 건강보험상 비급여 제제이다.

종합평가

수많은 약물이 산모의 체내에서 대사되고 분포하는 과정을 거치면서 확산에 의해 모유로 이행하게 되므로 아기에게 젖을 먹이는 수유부가 이러한 약물을 사용하면 유아가 약물중독이나 약물내성을 일으킬 수 있다.

이와 같이 모유로 이행되는 약물은 중독을 포함하여 유아의 건강에 직접적인 피해를 끼치게 되므로 수유 시에 절대로 투여해서는 안 되는 약물과 의사의 지시와 관찰 하에서 제한적인 투여가 허용되는 약물 및 투여 가능한 약물 군으로 분류할 수 있다.

수유 시 절대 금기인 약물은 코카인이나 마리화나, 헤로인과 같은 중독성 마약류와 담배, 즉 니코틴이다.

그리고 맥각알칼로이드(자궁수축제, 편두통치료제), 치과영역에서 많이 사용되는 항생제 중 로도질이나 콤비팜의 주성분인 메트로니다졸, 정신과 약인 암페타민 또는 리튬이나 항암제인 사이클로스포린 같은 약물들도 금기가 된다.

그 밖에도 수유부가 피해야 될 항생물질의 종류로는 린코마이신, 클로람페니콜 및 테라마이신, 미노사이클린, 데메클로사이클린, 독시사이클린 등의 테트라사이클린계나 오플록사신이나 노플록사신, 시프로플록사신, 로메플록사신 등의 퀴놀론계가 해당된다.

그 다음 위험하기는 하나 제한적인 투여가 가능한 약물들은 아스피린, 모르핀, 코데인 등의 진통제와 테그레톨과 같은 항전간제, 수면제인 페노바르비탈이나 펜토바르비탈, 진정제인 디아제팜, 로라제팜, 항고혈압약과 같은 약물들이다.

수술 시 환부 소독제로 사용되는 포비돈 액에 포함되는 요오드와 같이 호르몬대사에 관련되는 약물들도 모유로 이행되므로 주의해야 한다.

이 처방에서는 수유부에게 적용 가능한 약물들이 통상적인 용량보다 적의 감량 사용되었다. 투여기간도 적절했으며 꼭 필요한 약제들만이 선택되었다. 수유부에 대한 치주수술 후의 모범처방이라고 사료된다.

[저자 약력]

【學歷】 1981 조선대학교 치과대학 졸(제2회)
1996 조선대학교 대학원 졸(치의학박사)
2000 서울대학교 치과대학 치의학교육연수원 수료

【經歷】 조선대학교 치과대학 겸임 부교수
서울대학교 치과대학 치의학교육연수원 외래교원
대한구강악안면방사선학회 이사
대한노년치의학회 이사
보건복지부 건강정보보호위원회 위원 역임

【現在】 보건복지가족부 중앙약사심의위원회 치의학전문POOL
조선대학교 치의학전문대학원 겸임교수
서울 영진치과의원 원장

【賞勳】 제23회 치과의료문화상
제30회 보건의 날 대한민국국민포장

【著書】 1. 건강한 치아 빛나는 지성(1996)
2. 치과의사를 위한 의약품 편람(2000)
3. 치과 임플란트 길잡이(2002)
4. 알기 쉬운 치과처방요람(2003)
5. 치과처방 총람(2004)
6. 임플란트를 위한 약물요법(2005)
7. 흡연과 구강질환(2008)

임신부 · 수유부의 치과치료와 약물요법

Dental Care & Medication for Pregnant Woman & Nursing Mothers

발행일 2008년 9월 10일
저 자 김 영 진
발행인 최 용 원
편 집 이 은 의
표 지 이 은 의
발행처 **대한나래출판사**
등 록 제6-0365호(1994. 12. 14)

주 소 서울특별시 동대문구 용두동 102-65
전 화 (02) 922-0840
팩 스 (02) 922-0841
이메일 dhpub@chol.com

ISBN 978-89-5741-124-7 **정가 30,000원**